JN444893

김두련

플라잉요가

김두련 저

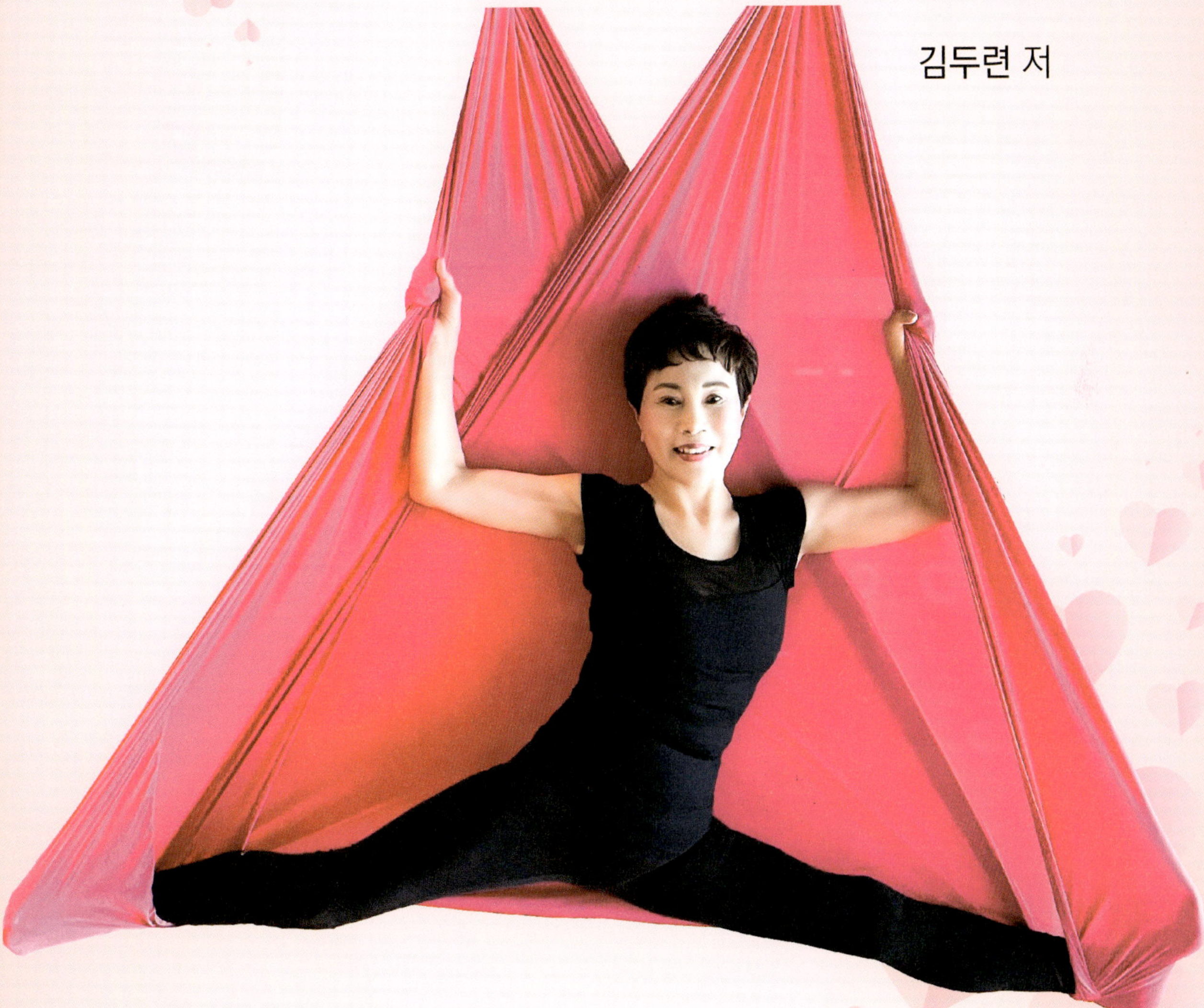

나무미디어

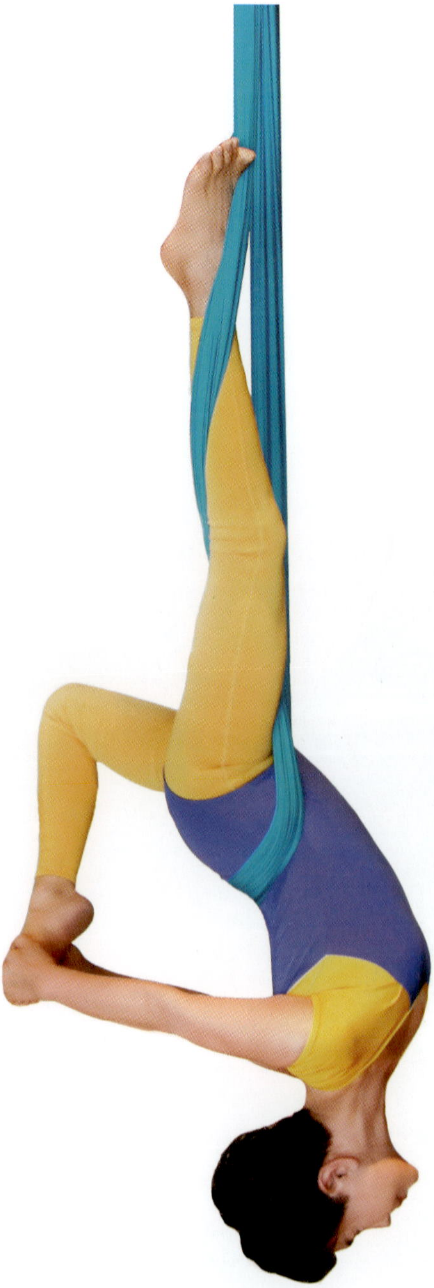

꿈은
찾는 게 아니고
발명하는 것이고

꿈은
성공이 아니라
성장의 연속이다

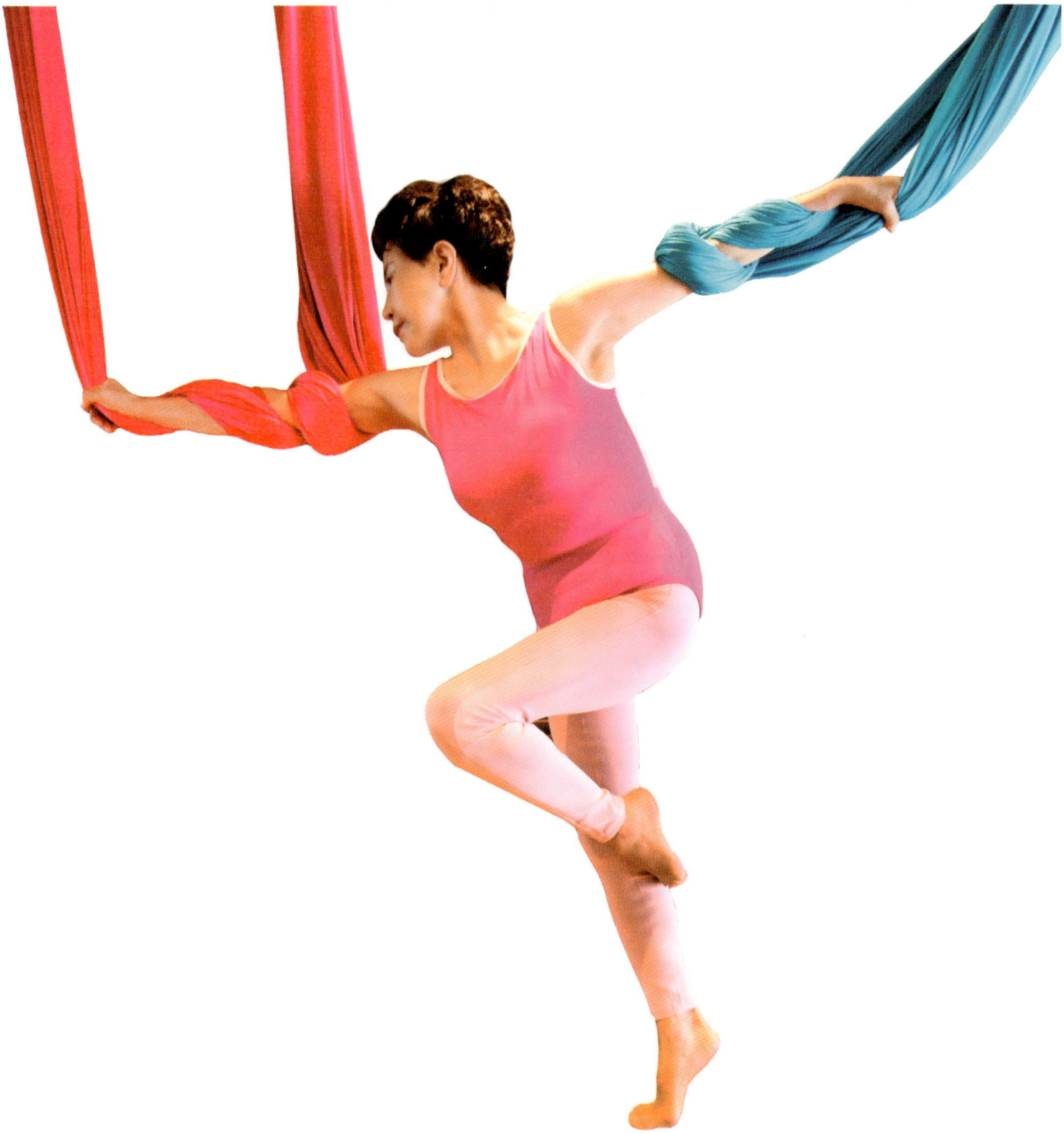

플라잉요가는

매순간 새롭고 다양한 움직임의 연속이다.

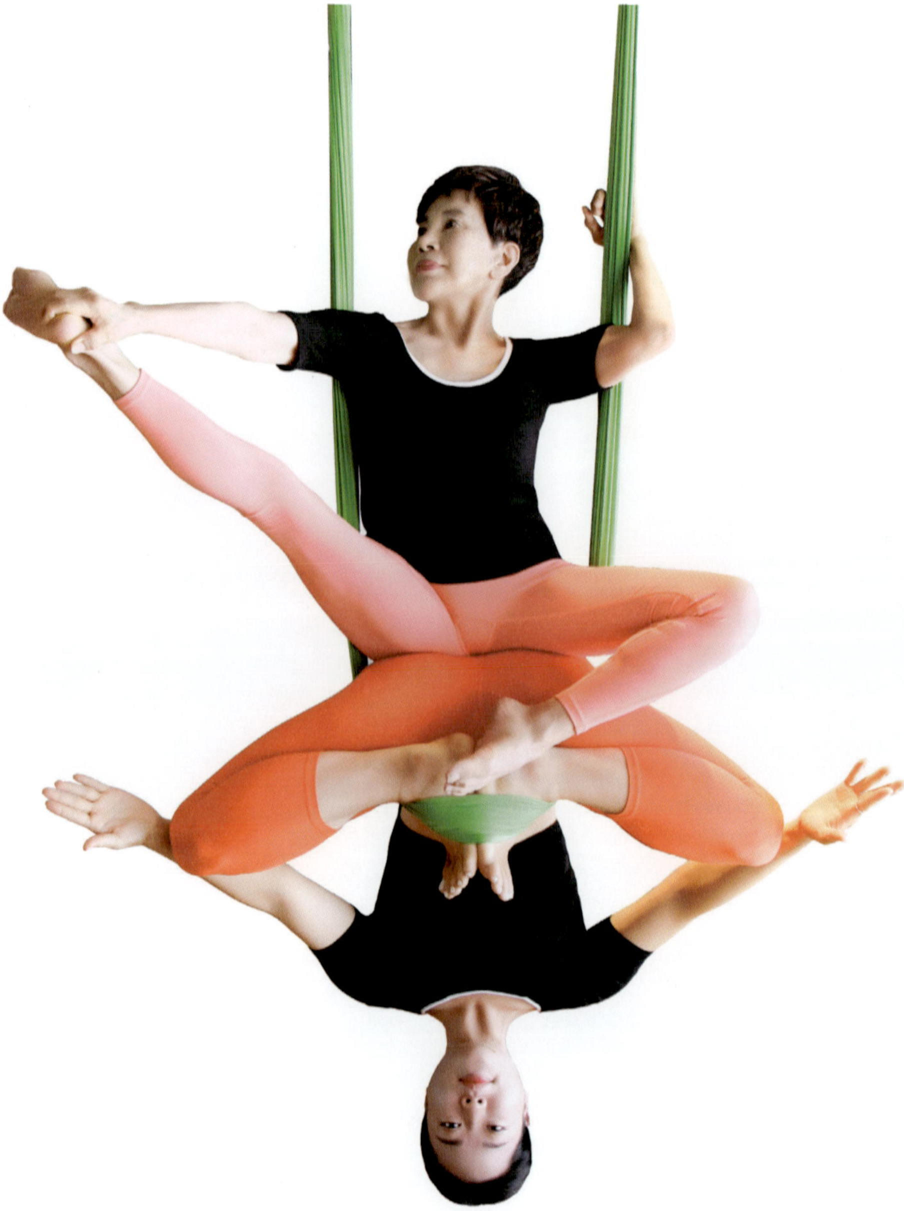

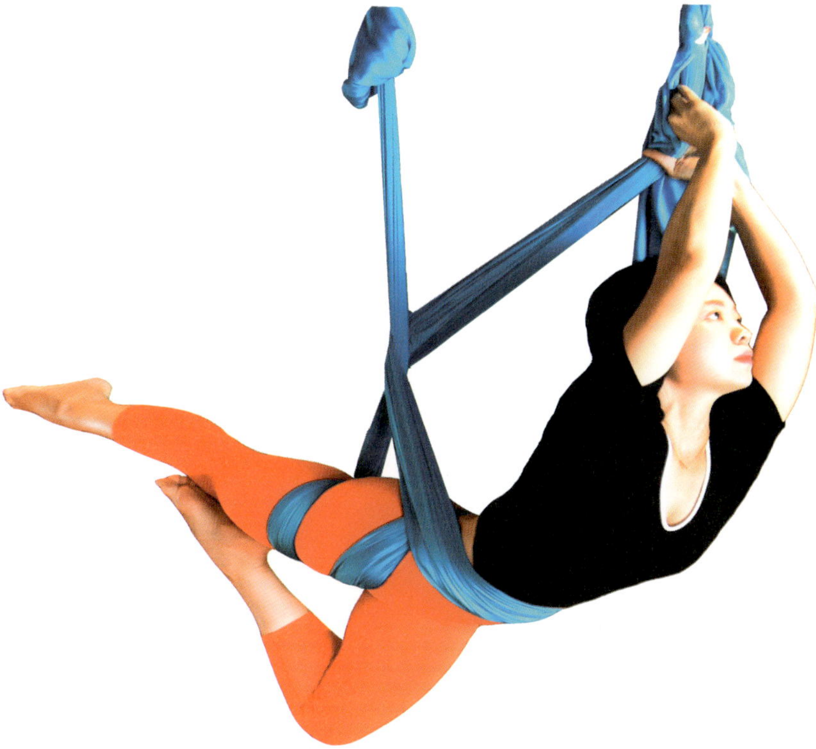

자신을 극복하기 위한 끊임없는
연습과 땀과 노력의 결실은
끊임없는 상상의 세계를
만들어 나간다.

춤과 움직임은 나에게 호흡이요, 생명이다

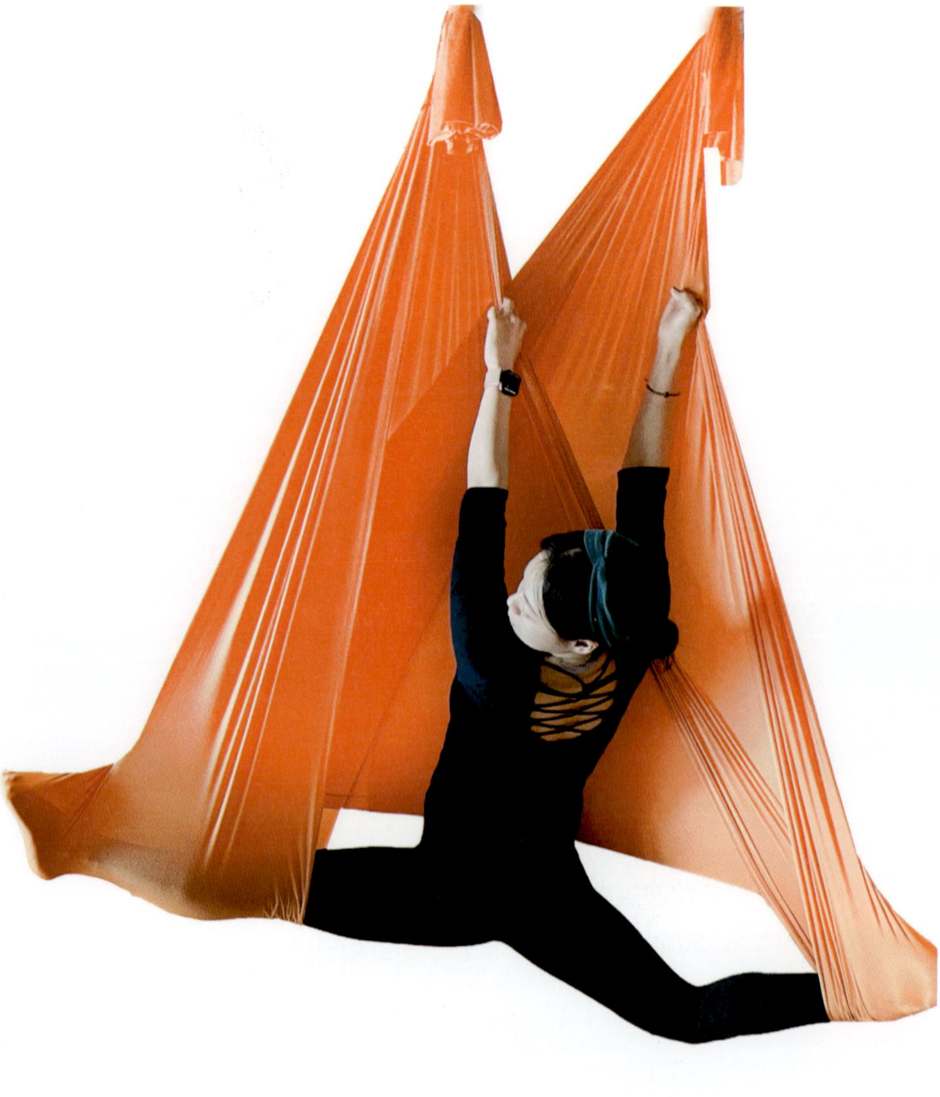

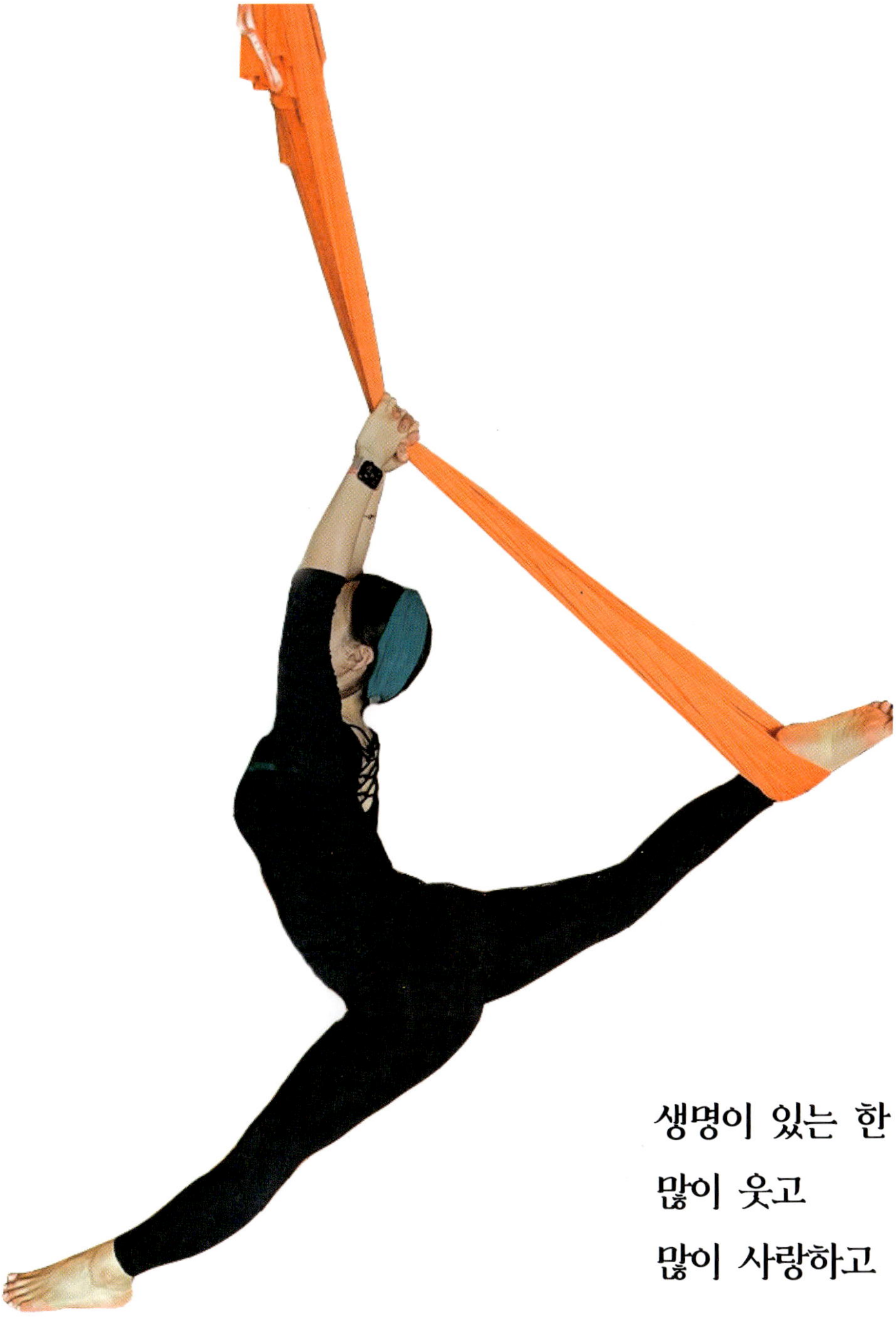

생명이 있는 한
많이 웃고
많이 사랑하고

다른 사람에게
최선을 다하리라.

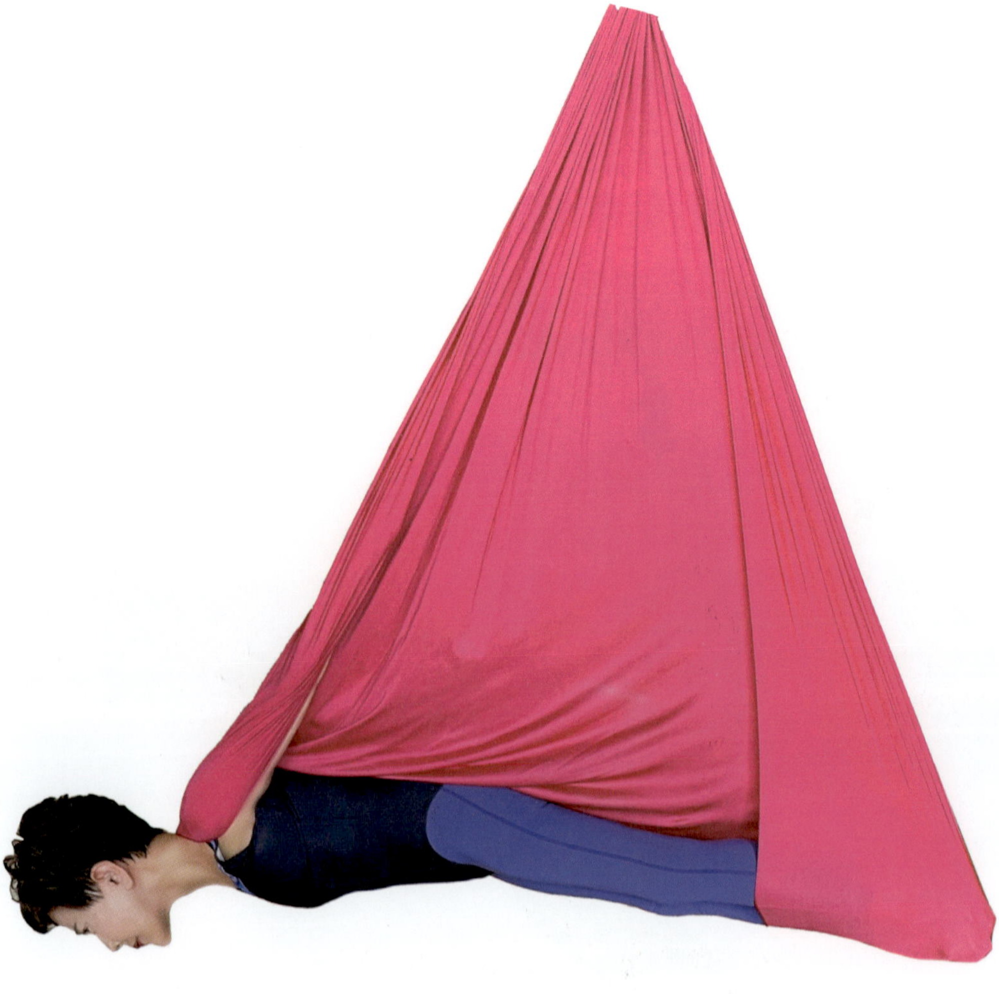

날자! 날자! 꿈을 향해 날자!

그런 열정과 끈기는

꿈과 상상의 날개를 펴서 하늘을 날게 한다.

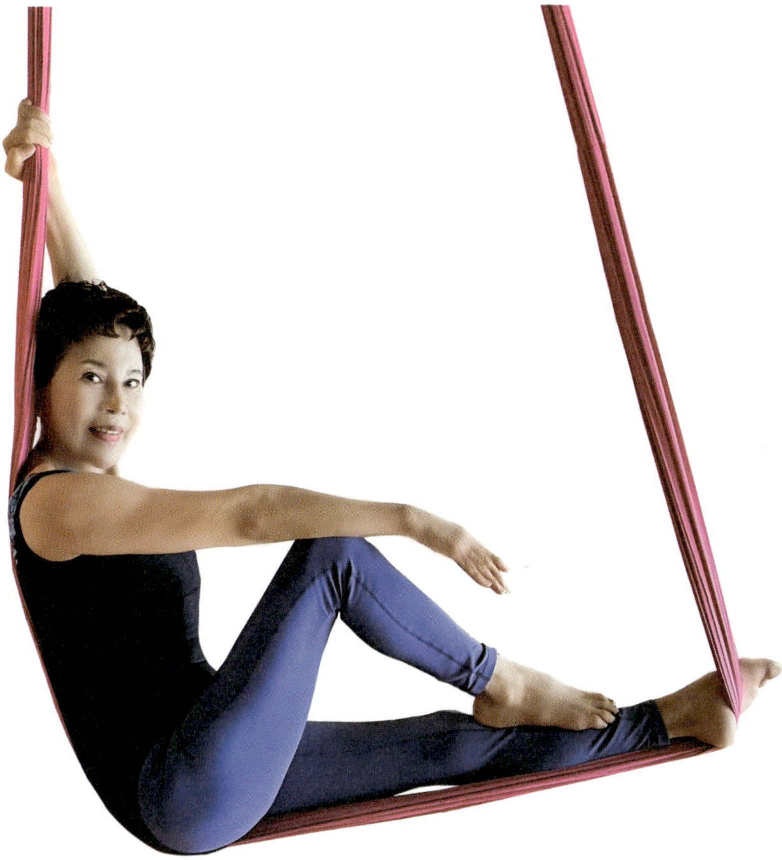

인생은 계획대로 흘러가지 않는다.
이제 인생의 저무는 황혼 속에 앉아
남은 인생을 더 살아야 한다면
내가 사랑하는 모든 사람을 찾아보리라.

그리고 나만의 세계를 걸어가리라.

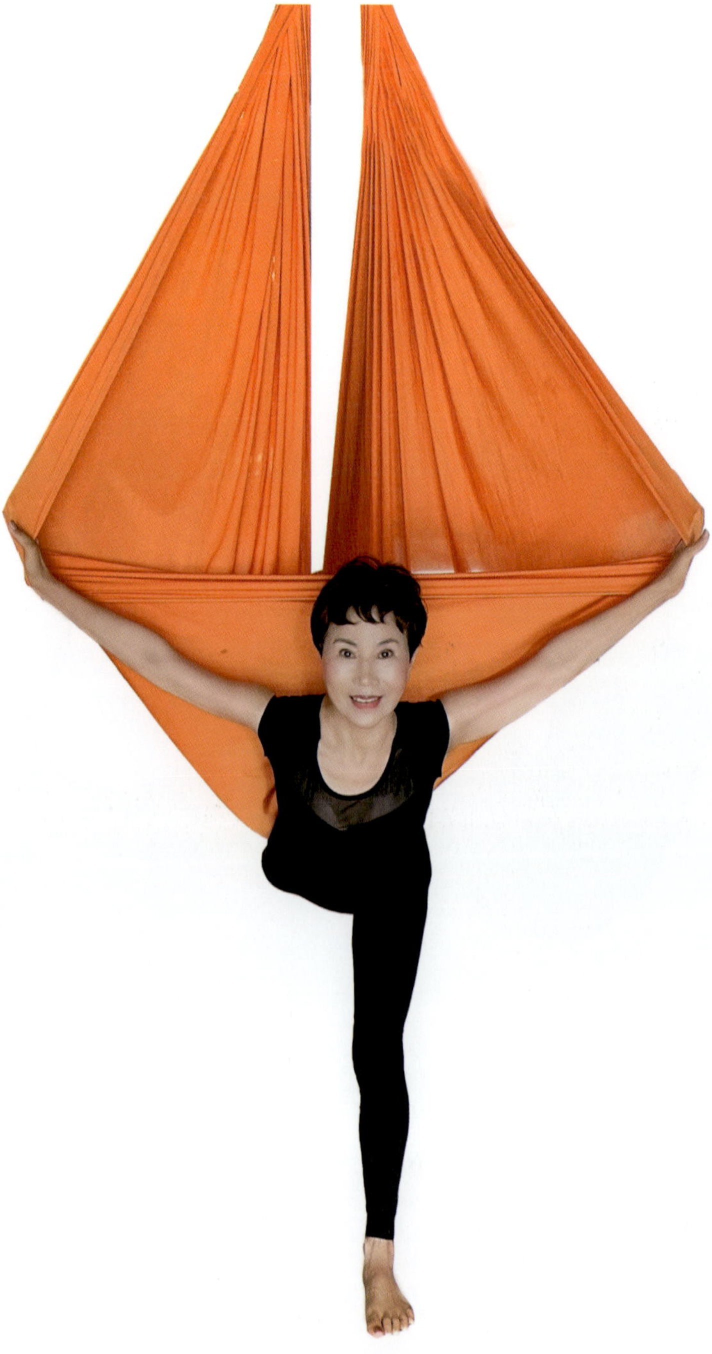

여러분들도 플라잉요가로

하늘을 나는 꿈의 세계를 경험해 보시기 바랍니다.

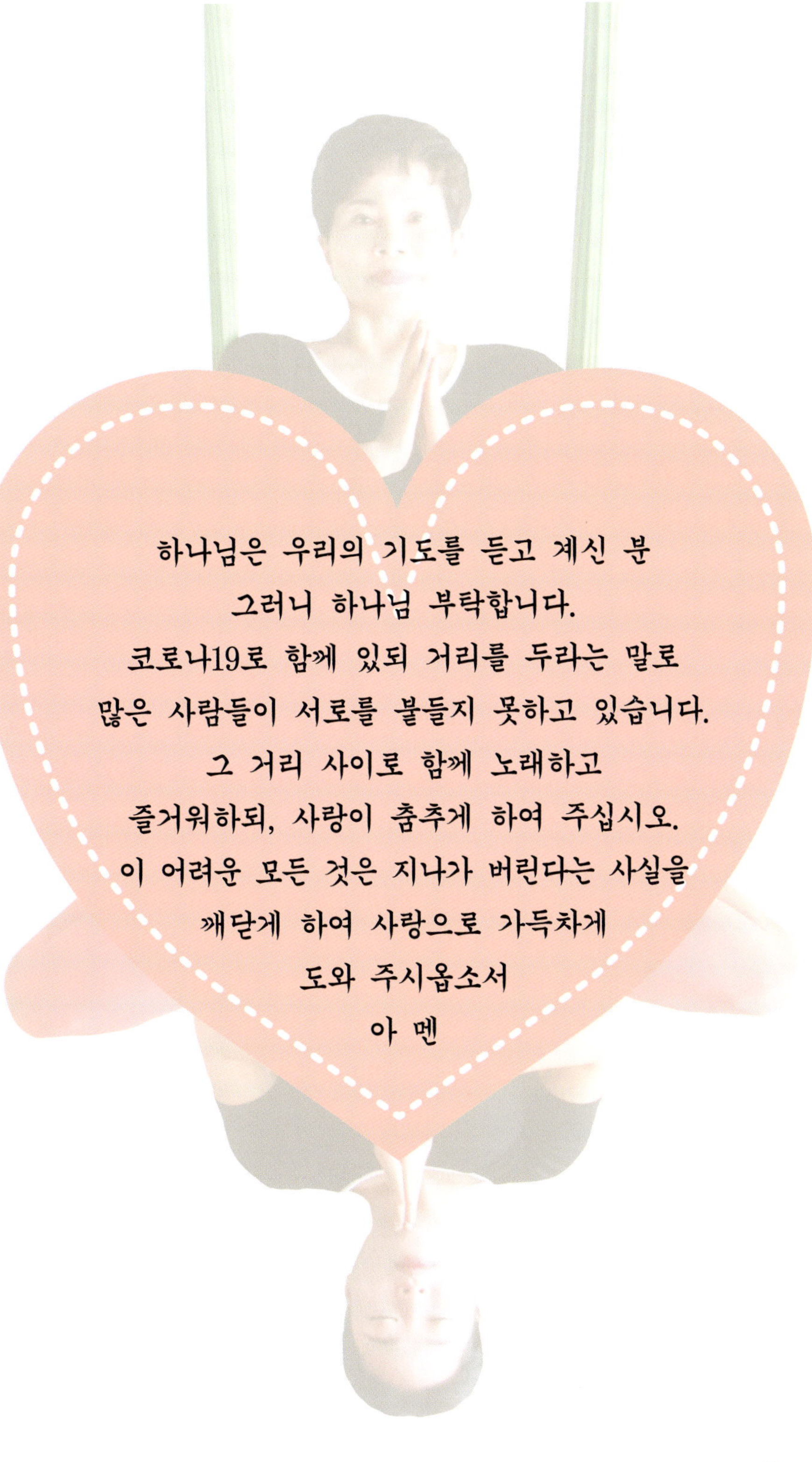

하나님은 우리의 기도를 듣고 계신 분
그러니 하나님 부탁합니다.
코로나19로 함께 있되 거리를 두라는 말로
많은 사람들이 서로를 붙들지 못하고 있습니다.
그 거리 사이로 함께 노래하고
즐거워하되, 사랑이 춤추게 하여 주십시오.
이 어려운 모든 것은 지나가 버린다는 사실을
깨닫게 하여 사랑으로 가득차게
도와 주시옵소서
아 멘

프롤로그

어린 시절 나는 체격이 왜소한 편이었다. 중학교 1학년 무용시간에 선생님에게 무용을 잘한다고 칭찬을 받은 게 계기가 되어 오늘의 나를 무용의 길로 이끌었다.

상명여자사범대학과 이화여대대학원 무용과에서 현대무용을 전공하고 졸업한 뒤 바로 일본 유학길로 올랐다. 40년 전, 일본 유학은 생소하였고, 그 당시 일본도 현대무용을 하는 한국 유학생이 거의 없었던 시절이었다. 나는 일본여자체육대학에 계시는 에구치 다가야 선생님 밑에서 연구생으로 있었다. 에구치 선생님은 독일 현대무용가인 마리위그만 스타일을 공부한 분으로 당시 70세의 나이로 일본 전국 현대무용 협회장이며, 그 당시 일본에서 현대무용의 창시자 겸 거장이셨다. 그 조교 선생님으로 가나이 후미에 선생님이 계셨고, 2019년에 85세의 고령의 나이에 현대무용공연을 하시고, 나의 초청으로 2020년 한국에 방문하셨다.

에구치 선생님이 돌아가시고 가나이 선생님이 뒤를 이어 학교를 맡아 운영해 오셨다. 일본여자체육대학에 연구생으로 들어간 지 1개월 만에 댄스부에 들어가게 되었다. 그 곳은 무용을 전공하는 학생들보다 무용을 좋아하는 학생들로 구성되어 있었는데, 1년 선배가 선생님보다도 더 무서웠고 후배에게 혹독하였다. 혹독한 연습이 매일 몰아쳤다. 얼마나 힘들었으면 춤을 추다가 숨 좀 한번 쉬게 해달라고 했을까? 어느 날 선생님이 피카소의 '게르니카' 그림을 보여주시면서 음악을 틀어주시더니 대뜸 창작을 해보라고 하셨다. 알고 보니 창작한 것을 두 달 뒤에 큰 극장에서 공연을 해야 하는 것이었다. 그 당시 단원들은 동작뿐 아니라, 의상까지도 시장에서 옷감을 사서 직접 재단하여 무대의상으로 입었다. 힘들고 어렵게 만든 작품을 보여드리면, 선생님의 반응은 작품이 좋지 않으니 다시 만들라는 도돌이표 같은 반응이었다. 어디가 잘못되었는지 말씀도 해주지 않아 너무 스트레스를 받아 구급차에 실려 가는 학생도 있었다. 말도 통하지 않는데 목숨을 걸고 만들고 외운 작품을 다시 창작하려고 하니 한국으로 다시 돌아가고 싶은 심정이었다.

그곳에서 크게 느낀 것은 그동안 내가 배운 모든 동작들을 버리고 백지상태에서 새로운 것을 만들어 내지 않으면 창작이 이루어지지 않는다는 것이다. 모든 것이 창작으로 이루어지는 일본의 무용교육이 "내 것"을 찾는데 큰 깨달음이 되었다.

저녁이 되면 일본에서 현대무용으로 유명한 분의 공연을 매일 보러 다니면서 '저 춤은 나한테 맞을 거야' 또는 '안 맞을 거야'를 가늠하면서 스승을 찾아 다녔다. 당시 연구생으로 있으면서 현대무용으로 유명하신 분께 사사를 받았고, 나중에 사이타마 현에서 현대무용 협회장으로 계신 후지이 도시코 부부를 스승으로 모시고, 두 달에 한 번씩 무대에 오르는 프로 같은 생활을 하였다.

일본여자체육대학은 리듬체조로도 유명하였는데, 무용을 한 덕분에 리듬체조도 병행할 수 있었다. 일본 여자 체육대학 리듬체조팀이 한국의 초청을 받아 장충체육관에서 공연을 할 때, 한국대표가 되어 공연을 하기도 하였다. 유학을 마치고 서울교육대학교에서 무용교수로 30년의 세월을 보냈다. 무용교수로 있으면서 학생들이 졸업 후 현장에서 창의적인 움직임을 가르치는 교사가 될 수 있도록 지도했다.

춤과 움직임을 가르칠 때도, 학생들이 하나의 문제를 해결하는데 창의력을 바탕으로 다양한 방법을 끊임없이 연구하는 스스로 깨어있는 교사가 될 수 있도록 지도했다. 교수 연수 때나 교장, 교감 연수 때에도 다양한 계층의 교사가 참가하기 때문에 누구나 쉽게 따라 할 수 있는 움직임을 만들어 보급하고자 노력했다. 전국에 있는 교대 교수들을 모아 한국초등무용학회를 만들었고, 전국무용경연대회를 열어 초등무용을 활성화 시켰다. 중학교 체육책도 집필했는데, 무용을 전공한 교수가 팀장이 되어 체육 교과서를 쓴다는 것은 매우 이례적인 일이었다. 힘들게 쓴 1,2,3학년 체육책을 모두 합격시키고 나니 학생들이 내가 쓴 책을 본다는 생각에 감회가 새로웠다.

댄스스포츠도 배웠다, 그 당시 대학교수 중에 댄스스포츠를 하는 교수가 별로 없었기에 무용을 전공한 나는 능숙하게 본보기가 될 수 있었다. 댄스스포츠가 대한체육회에 가입되면서 국가대표팀을 이끌고 직접 국제댄스스포츠 대회에 참가하여 은메달, 동메달을 따는 성과도 있었다. 리듬 체조부터 댄스스포츠, 현대무용, 한국무용, 라인댄스 등 다양한 움직임을 연구하고 가르쳤기에 서울교육대학교에서 보낸 30년의 세월은 한

마디로 쉼표가 없는 삶이었다, 특히 무용을 통해, 초등 무용의 미래에 대한 꿈을 키워야 한다는 책임감에 많은 부담을 느끼기도 했다.

노력만을 추구해온 탓에 얼굴은 항상 굳어 있었고 마음도 급했던 것 같다. 정년퇴임을 하고 명예교수가 되어 이제는 "세계 움직임 교육 센터"를 만들어 모든 움직임을 세계에 보급시키고 있다.

코로나19로 인해 모든 것이 마비되어 "세계 움직임 교육 센터"도 모든 활동이 정지되었다. 특히 일본 지부는 한 달에 한 번씩 워크숍에 참가했는데 모든 것이 정지된 채 있는 상황이다. 모든 것이 힘든 상황이지만 전화위복할 수 있는 기회라 생각하고 그동안 하고 싶고, 배우고 싶고, 희망했던 것이 무엇인지, 나 자신에게 귀를 기울이며 찾기 시작했다.

나이 70에 도전한 플라잉요가

어린 시절부터 지금까지 춤과 움직임으로 살아온 나의 몸은 어깨, 허리, 목 등 몸의 불균형을 가져오고 몸을 움직이지 않은 날은 몸이 편안하여 정신적으로 잠이 오지 않았고 몸을 많이 쓴 날 온몸이 아파야 비로소 정신적으로 만족하면서 잘 수 있었다. 몸에 통증이 오면 전문가나 의사에게 내 몸을 맡겨 치료받기보다 스스로 내 몸을 검토하여, 몸에 나타난 이상 증상을 치료하고 예방했다. 하지만 결국 척추에 이상이 생겨 척추 디스크 수술까지 받게 되었다. 재활치료의 방법으로 더 다양한 종류의 움직임을 하였던 것 같다. 내 몸과 마음을 치료하고 살피는 수련의 시간이 필요했다. 나이 70에 플라잉요가라는 새로운 영역을 만들어가는 나에게, 다른 사람의 시선을 의식하기보다, 정말 '나' 자신이 좋아서 하는 것인가를 다시 한 번 생각하게 되었다.

좋아서 하는 것은 결국 올림픽 종목도 만들어 낼 수 있다는 것을 실감하면서 비보잉, 아이돌의 동작과 움직임을 보면서 감탄하여 따라 하던 자신. 인간의 몸으로 할 수 있는 영역을 초월한 것 같은 느낌이다.

나이 70에 높은 해먹에 올라가 매달린다는 얘기를 남들에게 말할 수 없었고 또, 부상을 당하더라도 위로와 동정을 받기 보다는 당연하다는 마음으로 볼 것을 생각하면, 매 순간 기도하면서 운동을 했다. 60분 간 개인수업에서 그 날 배운 동작을 남기기 위해 매일 50장 이상의 사진을 찍어서 검토하고 분석하였다. 처음으로 살과 근육으로 가득 찼던 젊은 시절과는 달리, 뼈의 구조 그대로 보여지는 몸의 체형을 보고 감탄을 금할 수 없었다. 처음으로 나의 체형을 연구하며 해부학과 생리학을 다시 한 번 공부하게 되었고, 그 날 그 날의 몸 상태를 파악하여 컨디션을 체크하였다.

항상 새롭고 창작하고, 만들어내기를 좋아하는 나에게 플라잉요가는, 창작의 갈증을 해소시키는 나의 파트너였다. 수업 시간 중 매 10분은 창작의 시간을 보냈다. 마치 커튼처럼 걸려 있는 형형색색의 해먹을 보며 그 속으로 뛰어 들어 보기도 하고, 두 개, 세 개의 해먹을 거머쥐고 수많은 동작들을 연출하면서, 지금 나 자신의 감정을 표현해 보기도 했다. 이것이야 말로 창작의 세계라는 것을 실감했다. 갇혀있던 우리에서 벗어난 것 같았고, 막혔던 숨통이 트이는 것 같고, 매 시간 수십 장의 사진을 찍어 검토하면서 내 몸의 골격을 알게 되었고, 내 인생의 분출구를 찾을 수 있었다.

뼈가 너무 잘 보여 섬뜩하기도 한 손을 크게 찍어 보기도 하고 거기에 해먹을 걸어 제3의 세계를 연출해 보기도 했다. 뼈가 선명히 보이는 내 몸을 보며 보이는 그대로의 모습을 사랑하는 법을 배우게 됐다. 레슨이 있는 날은 그 날의 컨디션과 느낌에 따라 연습복과 해먹의 색상을 조화롭게 선택하였고, 그저 연습이 아니라 매일 공연인 것처럼 임했다. 무용이 종합예술이듯이 "플라잉요가"도 해먹과 의상과 동작, 삼박자가 맞아야 움직임이 진정으로 완성 되는 예술이었다.

이 책에서 플라잉요가는 창작의 세계이기도 하며, 해먹을 통해 몸의 긴장된 부분을 풀어주고 잠재된 몸의 유연성을 100% 끄집어 낼 수 있는 움직임이라는 점에 감탄할 뿐이다. 자신의 몸을 스스로 검증하고, 아픈 몸을 치료하는 방법을 알았으니 그 동안 배우고 익힌 것을 다시 정리하면서, 자신의 건강을 위해 새롭게 만난, 플라잉요가에 대한 창작은 끊임없이 이어질 것이다. 코로나19로, 마스크를 쓰고 연습할 때의 고통은 처음과 달리 이제는 마스크를 쓰고 어떤 동작을 해도 호흡을 자유자재로 하는 방법을 터득하게 되었다.

마지막으로 하나 밖에 없는 나의 존재를 만들어 빛을 보게 해주신 하나님께 이 모든 영광을 돌립니다. 오늘도 비록 마스크는 썼지만 호흡할 수 있고 생명이 있어 오늘 하루 최선을 다해 살아갈 수 있음에 감사드립니다.

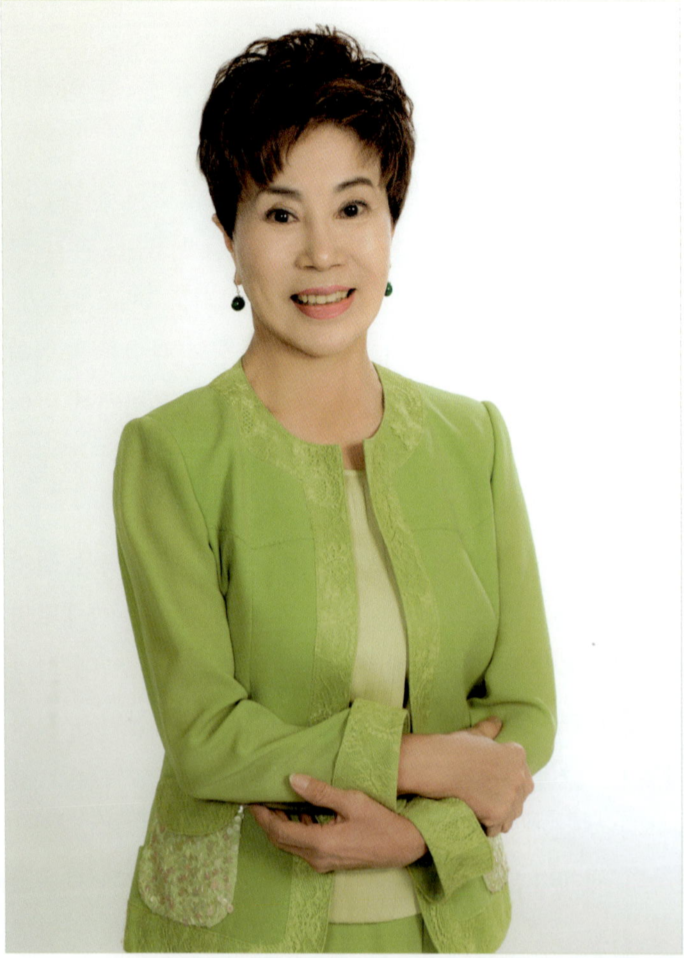

특허청
상표출현

김두련 金斗連

라반의 움직임 교육	상표등록 제0684593호 서비스표등록 제0136816호
라인댄스(LINE DANCE)	상표등록 제0730127호
시퀀스댄스(SEQUENCE DANCE)	상표등록 제0738575호 서비스표등록 제0167174호
휴힐링댄스	상표등록 제1075962호 서비스표등록 제307205호
스팀 브레인 댄스 (STEAM BRAIN DANCE)	상표등록 제1075963호 서비스표등록 제0307205호
움직임통합교육센터	상표등록 제1075961호 서비스표등록 제0307203호
김두련영어댄스	상표등록 제2015-96483호 서비스표등록 제2018-62048호

약력

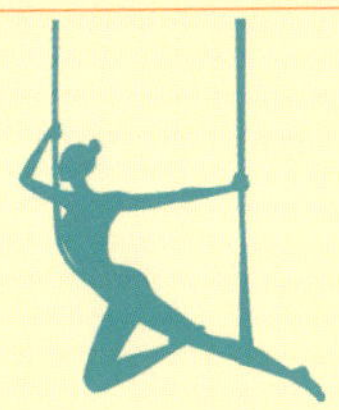

현) 서울교육대학교 명예교수
(사) 세계움직임 교육센터회장
한국 초등 무용학회 회장
동경창작무용단원 역임

전) (사) 한국댄스스포츠 진흥회 회장 역임
(사) 한국현대무용 진흥회 부이사장 역임
(사) 대한체육회 한국댄스스포츠 경기연맹 부회장 역임
(사) 한국 선진문화 체육연합회(SAKA) 부총재 역임
제28기 이화여자대학교 최고지도자과정 수료

학력

상명여자사범대학교 체육교육과 학사
이화여자대학교 대학원 무용과 석사
명지대학교 대학원 이학 박사
일본여자체육대학교 현대무용, 리듬체조 수학

저서

〈중학교 체육 1, 2, 3〉, 〈댄스스포츠 용어사전〉, 〈예술을 통한 무용교육〉, 〈무용교수법〉, 〈창작의 세계〉, 〈표현무용 기본운동〉, 〈춤, 무용, 댄스〉, 〈현대인의 댄스스포츠〉, 〈교사를 위한 라인댄스〉, 〈어린이를 위한 라인댄스〉, 〈라인댄스〉

역서

〈무용과 교육〉, 〈자세교정학〉, 〈창작무용〉, 〈리듬활동과 무용〉, 〈무용교육〉, 〈무용움직임치료〉, 〈댄스클래스〉, 〈빅터 실베스터의 댄스스포츠〉 외 다수

자격증

(사) 대한댄스스포츠 경기연맹 〈스탠다드 1급 트레이너 자격〉, 〈라틴 1급 트레이너 자격〉
(사) 대한댄스스포츠 경기연맹 2급 심판위원
(사) 대한체육회 제12기 클린심판아카데미 교육과정 이수

- 국민체육진흥공단에 의한 〈생활라인체조〉 개발
- 댄스스포츠월드 잡지 발행인
- 제1회~제20회 국민건강을 위한 힐링댄스 및 라인댄스 워크샵 실시
- (사) 세계움직임교육센터·서울교육대학교 공동주최 라인댄스 최고지도자과정 강습

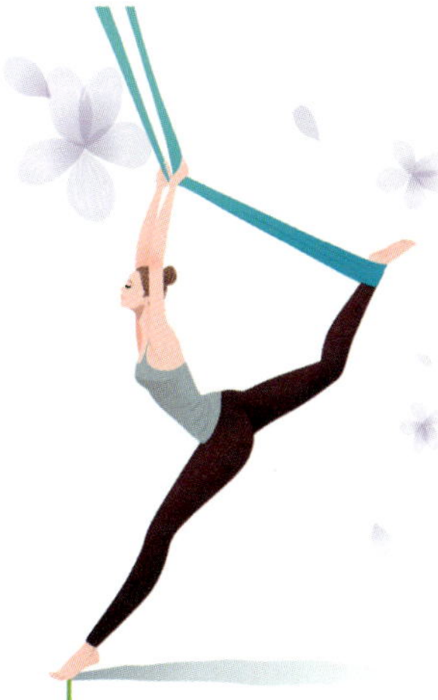

들어가기 전 유의사항

다음 사항은 유의해 주시기 바랍니다.
모든 운동이 모두에게 적합한 것은 아닙니다. 특히 플라잉요가는 바닥이 아니라 해먹 위에서 하기 때문에 위험이 따를 수 있습니다. 여기에 소개되는 본 운동이나 프로그램은 각자의 건강상태와 운동기능에 따라 수행하기 바랍니다.
이 책에서 제시하는 정보는 교육적이지만 이를 수행하는 과정에서 발생할 수 있는 부상에 대해서는 본인이 책임을 지기 바랍니다.
각자의 신체에 대한 정보나 조언은 의사와 상의하여 결정하길 권장합니다.
특히 화보에 나오는 움직임은 플라잉요가를 바탕으로 한 저자의 창작에 의해 이루어진 동작이 많습니다. 많은 분들이 플라잉요가에 참여하여 새롭고 건강한 꿈의 세계를 접해 보기를 희망합니다.

CONTENTS

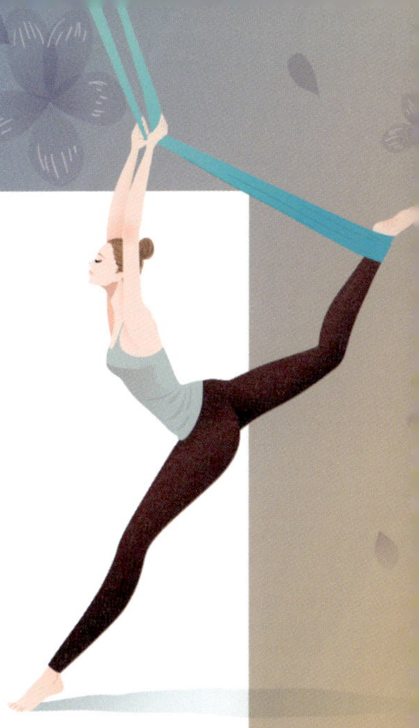

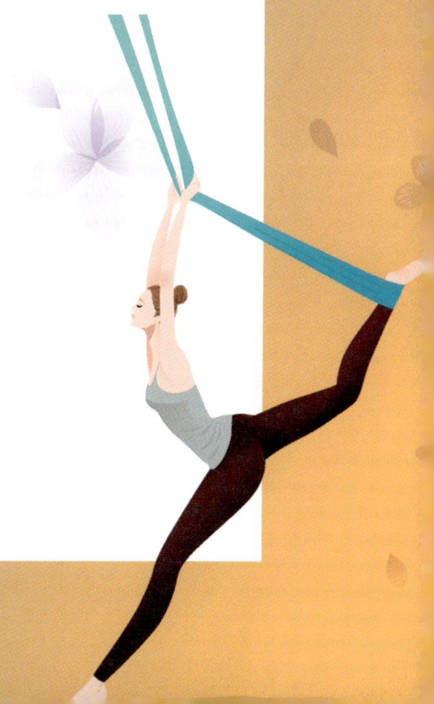

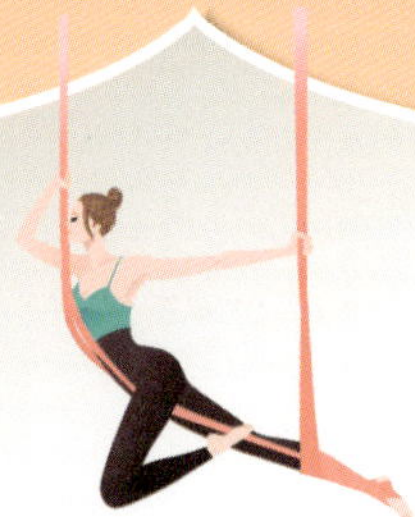

PART 01
이론편

1. 플라잉요가란?

① 플라잉요가는 공중에 매달린 해먹(Hammock)을 사용하여 요가, 필라테스, 공중발레와 같이 인체의 아름다운 몸짓과 선을 보여주며, 역동적인 드롭(Drop, 낙하), 스핀을 이용한 다양한 동작들로 구성되어 있다.

② 해먹이라는 도구를 활용하여 신체부위(손, 팔, 다리, 등, 천골)에 무리를 주거나 힘든 동작들을 안전하게 할 수 있게 도와준다.

③ 매 순간 창의적이고 다양한 동작들이 많기 때문에 공연적인 요소와 활동적인 요소를 접목한 힘과 유연성, 아름다움과 역동성을 표현한 예술 퍼포먼스이다.

2. 플라잉요가의 원리

각각의 운동은 운동의 기초를 형성하는 요소들로 구성되어 있다. 이러한 공통된 요소들은 '원리'라고 한다. 플라잉요가를 처음 하는 분은 기술을 빠르게 숙달하려고 애쓰기보다 한 번에 한 가지씩 움직임의 원리를 배워나가야 한다.

1) 안전(Safety)

플라잉요가는 공중에서 동작이 이루어지기 때문에, 무엇보다도 안전이 제일 중요하다. 공중에서 떨어지게 되면, 부상을 당할 수 있으므로 자신의 한계를 인지하고, 페이스 조절을 할 수 있어야 한다. 도구와 시설물을 안전하게 사용하는 방법을 숙지하고, 해먹을 설치할 때도 전문가와 의논해서 해먹 설치 방법, 해먹 천과 장치에 대한 안전성을 확보하고, 수시로 점검한다. 연습할 때는 바닥에 안전매트를 깔아야 한다.

2) 균형(Balance)

좋은 운동을 하기 위해서는, 본인의 신체가 해먹과 바닥에 닿는 부분이 몇 군데 인지 파악하고, 얼마만큼의 체중을 적절하게 분배하여 실어야 할지 알아야 한다. 바른 정렬이 이루어져야 관절에 무리 없이 동작을 수행하면서 균형을 잡을 수 있다.

3) 호흡(Breathing)

모든 움직임을 할 때 올바른 호흡이 매우 중요하다. 숨을 깊이 들이쉬고, 내쉴 때 우리 몸의 혈액은 산소로 가득차고 독소가 제거 된다. 운동을 하는 동안에는 숨을 참아서는 안 되며, 적절한 호흡은 코를 통해 들어오고 입을 통해 배출된다. 거꾸로 하는 동작을 할 때 힘이 들어서 호흡하는 것을 잊어버릴 수 있으나, 늘 염두에 두고 연습하는 것이 필요하다. 호흡을 잘 하게 되면, 근육을 활성화시키며 움직임에 집중할 수 있게 해준다.

4) 집중(Concentration)

플라잉요가를 시작하기 전에 몸과 마음이 혼연일체가 되어, 고도의 집중력을 가지고 움직임에 집중한다. 계속 무슨 운동을 하고 있는지 머릿속에서 움직임을 그리면서 집중해야 한다. 그러면 몸의 단련 뿐 아니라 정신력을 향상시키고, 안 좋은 자세로부터 만들어지는 몸의 불균형과 부상을 예방할 수 있다.

5) 중심(Centering)

수련자의 몸에 있어서 중심은 균형을 잡기 위한 중심점이다. 완성된 동작을 취하기 전에, 중심이 흔들리지 않은 상태에서 안전하고 정확하게 동작을 한다. 척추를 지지하고 강한 중심을 완성하기 위해 하복부를 훈련시키고, 코어(Core, 중심) 근육을 사용하는데 집중하는 것이, 몸의 전체 근육을 효율적으로 잘 사용하게 도와준다.

6) 정확성(Accuracy)

플라잉요가의 효과를 얻기 위해서는 시간을 투자하여 정확하고도 절도있는 동작을 실시하는데 초점을 맞춰야 한다. 현재 하고 있는 운동에 집중하고, 그 순간을 기억하면 시간이 지남에 따라 정확성이 높아질 것이며, 그렇게 되면 노력한 만큼의 효과를 볼 수 있다.

7) 에너지의 흐름(Energy flow)

한 자세에서 다른 자세로 이동할 때 동작이 부드럽게 연결되어야 아름답고 우아하게 보인다. 움직임의 흐름이 부드럽게 연결되기 위하여 에너지는 효율적으로 사용해야 한다.

3. 플라잉요가의 효과

요즘 플라잉요가 운동에 대한 관심이 점점 높아지고 있으며 그런 이유는 많은 효과가 있기 때문이다.

1) 정신적·정서적 효과

① 우리의 몸과 마음을 건강하게 해줄 뿐 아니라, 몸을 공중에서 움직이다 보면 마음이 상쾌해지면서 긍정적인 생각을 가질 수 있게 된다.

② 몸과 마음은 연결되어 있기 때문에, 건강한 생각과 몸을 갖게 되면 자신감이 생기고, 에너지가 넘치는 일상생활을 하게 된다.

③ 새로운 동작에 대한 성취감과 자신감을 갖게 된다. 플라잉요가의 매력은 매 순간 새롭고 다양한 동작이 많기 때문에 동작들을 하나하나 성공해 나갈 때마다 오는 성취감과 자신감을 맛볼 수 있다.

④ 플라잉요가는 몸과 마음이 혼연일체가 되어 고도의 집중력을 필요로 하기에 정서적으로 마음의 안정을 가져온다.

⑤ 플라잉요가를 하면서 두뇌를 사용하는 방식은 명확한 사고력을 발휘해야 하므로, 중요한 일을 앞두고 순간적으로 냉철한 사고력을 발휘할 수 있다.

⑥ 호흡기와 림프계의 효율성 증진으로, 체내 독소를 저하시키고, 순환기의 효율성을 증진시켜, 밝은 피부톤을 만들어 얼굴에 자신감을 갖게 해주며 스트레스를 저하시킨다.

⑦ 운동을 통해 몸의 자세가 바뀌면서, 몸과 뇌가 균형을 이루게 되어 삶을 대하는 태도가 바뀔 수 있다. 그로 인해 바로 창조적인 삶에 도전하게 만들어, 진정한 정

신적인 즐거움을 얻을 수 있다.

⑧ 내가 좋아하는 일을 하다보니 행복해지고 마음의 여유가 생기면서 에너지 넘치는 삶을 살게 되어 주위 사람들을 기쁘게 해준다.

⑨ 플라잉요가를 통해 경직된 사고에서 벗어나 편안함과 내면의 자유를 느끼면서, 본인의 자아를 의식하게 된다.

⑩ 정서적으로 느긋해지고 정신적으로 균형이 잡히고, 신체가 좀 더 가벼워져 존재의 즐거움을 느낀다. 그로 인해 영적 체험을 하기 수월해진다.

2) 신체적 효과

① 해먹을 이용해, 근육을 전체적으로 사용하기 때문에 짧은 시간에 많은 칼로리가 소모되므로 다이어트에 효과적이다.

② 몸을 거꾸로 뒤집는 동작들이 많기 때문에 노폐물이 많이 쌓이는 부위인 허리, 허벅지, 겨드랑이 등을 자극하여 혈액 순환을 도와준다.

③ 해먹을 사용함으로써 좀 더 깊은 스트레칭을 할 수 있어 근육의 유연성을 증대시키며, 지구력과 체력을 동시에 기르기에 효과적이다.

④ 공중에서 이뤄지는 운동이라 근력을 많이 사용하기 때문에, 기본동작을 하면서 기초체력이 많이 길러진다.

⑤ 해먹을 잡고, 공중에서 균형을 잡기위해 몸을 잘 조절해야 하므로, 균형감각은 물론 집중력, 민첩성을 기르는데 효과적이다.

⑥ 플라잉요가를 하면 몸에 근육이 붙어 탄력이 생기고 체지방이 빠지고, 걱정하던 부위의 살이 빠지면서 탄력 있는 보디라인을 가질 수 있다.

⑦ 플라잉요가는 중력의 영향으로 눌려있던 몸을 반대로 뒤집어 주는 동작이 많으며, 오래 서있으므로 생기는 하체 부종을 완화해 주고, 혈액순환을 원활하게 만들어, 체형교정에 효과적이다.

⑧ 팔과 손목, 어깨 주위의 근육을 강화시킨다.

⑨ 두통감소, 요통감소, 골밀도 강화, 면역체계 강화, 관절의 운동성을 강화시킨다.

⑩ 자연스러운 근육 강화로 인한 자세 개선과 엉덩이와 허벅지를 강화시킨다.

4. 몸에 대한 해부학적 기초

해부학은 골격, 뼈에 부착되어있는 근육과 인대, 건등의 근 골격계를 익히고 근 골격계를 움직이게 하는 신경계를 익힌다.

혈관 순환계, 호르몬 분비체계, 내분비계, 림프계 등을 익히고 생리학까지 포함되어 있다. 이것이 몸에 대한 기초적인 지식을 습득 할 수 있는 해부학이다.

골격은 몸 전체를 형성하는 뼈대로 뇌와 폐, 심장, 소화기관 등의 장기를 외부의 충격으로부터 보호하며, 근육과 함께 신체가 움직일 수 있게 해주는 운동 작용을 한다.

골격을 형성하는 뼈의 모양과 종류는 팔과 다리의 긴뼈와 같은 장골, 손과 발과 같은 작은 뼈 단골, 두개골, 함기골 등이 있다.

뼈와 뼈가 연결되어있는 부분을 관절이라 한다.

관절을 구성하는 뼈와 뼈 사이에는 뼈끼리 마찰로 충격을 입지 않기 위해 쿠션 역할을 해주는 연골이 있다.

근육은 수축과 이완작용을 하며, 수축하면 길이가 짧아지고 이완하면 늘어난다. 이러한 움직임을 통해 뼈를 잡아당겨 팔등을 구부리거나 늘려 몸을 움직일 수 있다.

근육은 우리의 일상생활 속에서 항상 움직이고 있다.

걷고, 달리고, 뛰는 움직임뿐만 아니라 서 있거나 앉아 있을 때도 근육들은 중력 속에서 자세를 유지하기 위해 항상 움직이고 있다.

생활습관이나 직업적 특성으로 인해, 특정근육에 부담을 주면 근육의 수축과 이완의 움직임이 저하되고 이로 인해 혈액순환이 좋지 않게 된다.

뭉친 근육을 풀어주는 가장 기본적인 방법은 마사지다.

플라잉요가는 불균형으로 초래된 굳어진 근육들이 풀어질 수 있도록, 해먹을 이용하여 마사지하고 스트레칭 시켜준다.

해먹은 자신의 체중을 사용하여 강도를 조절하면서, 굳어진 근육들을 마사지하고 풀어주는데 매우 효과적이다.

전반적인 인체의 구조를 알고 근육의 위치와 기능을 알면서 해당 부위에 마사지, 이완, 강화운동을 할 때, 신체의 불균형을 해소하고 건강한 신체를 관리해 나갈 수 있다.

1) 머리와 목(The head and neck)

■ 머리

머리가 척추 위에 놓여있다는 사실에는 많은 이점이 있다.

신체의 다른 부위에 비해 머리의 무게 중심은 높이 있기 때문에 머리가 제 위치를 벗어나면 몸 전체에 커다란 충격을 주게 된다. 외부의 충격으로부터 머리를 보호하는 것이 두개골이다.

머리와 목의 조화는 바른 자세와 움직임의 자세를 위해 필요 불가결한 사항이다.

척추를 너무 똑바로 세우려고 애쓰거나 책이나 컴퓨터를 하면서 웅크리고 앉은 자세 때문에 사람들은 목과 허리 자세가 나빠진다.

뇌의 혈액순환이 원활하지 못하면 피로 물질이 뇌에 많이 쌓이게 되는데, 이런 현상이 자주 반복되면 뇌의 노화가 빨라진다.

뇌의 노화현상으로 기억력 감퇴, 건망증, 뇌신경 노화, 불면증이 대표적이다. 이러한 뇌의 노화현상을 방지할 수 있는 것은, 뇌의 기능과 연관이 있는 혈을 자극하고 두개골을 잘 마사지하고 풀어주게 되면 이러한 뇌의 노화현상을 방지할 수 있다.

■ 목

머리와 목의 조화는 바른 자세와 움직임의 자세를 위해 필요 불가결한 사항이다.

신체 부위 중 가장 무거운 머리 무게를 받치고 있는 목은 중력의 영향과 보행, 움직임 저하로 인한 원인으로 정상적인 커브를 유지하지 못할 때 통증이 유발된다. 따라서 머리 위치를 잘 잡는 것은 바른 몸을 만드는 포인트이다.

경직되어 있는 목을 푸는 방법은, 누운 자세에서 뒤통수와 목이 만나는 지점에서 해먹을 두르고 머리 무게를 싣고 유지하다가 머리를 좌우로 움직인다.

• 앉은 자세에서

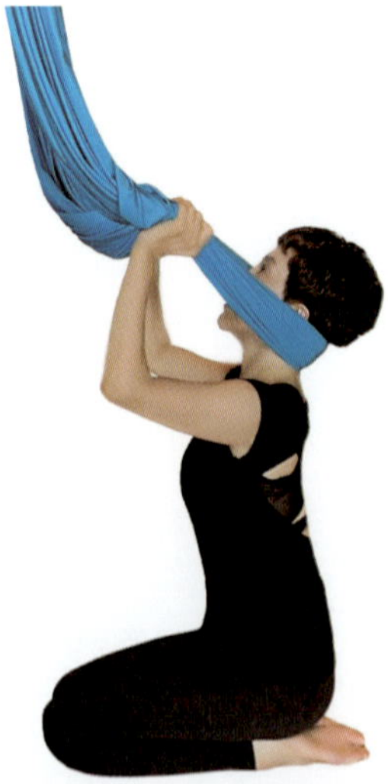

머리 전체 뒤로 당기기

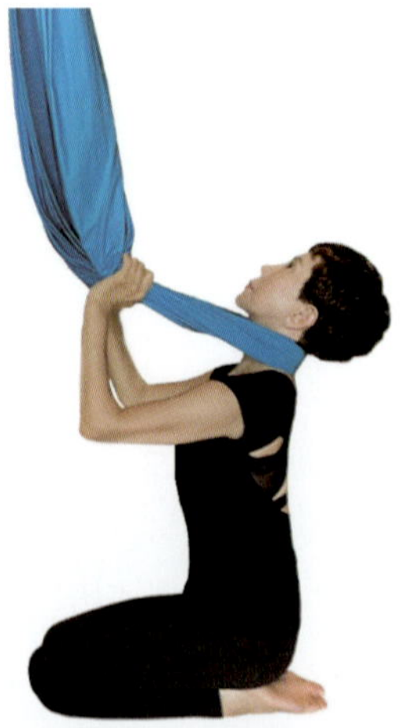

목을 뒤로 당기기

앉은 자세에서 해먹을 머리 뒤쪽에 두르고 머리 전체를 뒤로 당기는 운동이다. 머리 중부에 두르고 목을 고정시킨 채 양팔로 해먹을 앞쪽으로 당기고 목은 뒤로 당긴다.

2) 척추와 골반의 중요성

■ 척추(The spine)

건강한 사람의 척추는 측면에서 보았을 때, S 라인처럼 경추와 요추의 부분은 앞으로 들어가 있고 흉추와 척추 부위는 뒤쪽으로 나와 있어 자연스러운 굴곡을 이루고 있다.

척추의 형태는 문화유산과 생활양식의 선호도를 반영하기도 한다.

고전발레에서 척추는 아주 약간 편 상태(아치형)로 유지하고 스페인 무용에서는 훨씬 더 편 상태(아치형)이고 고유의 미국 춤에서는 꼿꼿이 펴고, 전통 일본식 춤에서는 약간 구부린다.

현대무용은 다양한 척추 모양, 허리 형태, 가슴 위와 아래의 곡선미, 옆으로 굽히는 동작, 나선형 그리기, 흔들기 동작 등을 이용하고 있다. 척추가 다양한 기능을 수행하기 위해서는 안전성과 운동성을 동시에 갖추고 있어야 한다.

척추는 근육에 의해 보호되므로, 척추를 지지하는 근육이 약해졌거나, 디스크에 걸렸거나, 골반이 당긴다면 등이 휘는 것과 같은 문제가 일어날 수 있다.

굽어진 척추는 요통을 만드는 원인이 되며 자율신경계에 영향을 주어 우리 몸의 자연적 치유를 악화시킨다.

자연스런 척추의 굴곡을 위해서는, 골반의 안정성이 유지된 상태에서 최적의 상태를 유지할 수 있도록 해야 한다. 척추와 골반은 서로 상호작용할 때 건강하고 아름다운 신체를 유지할 수 있다.

■ 골반(The pelvis)

골반은 사람의 몸을 지탱해주는 가장 핵심적인 골격으로 소화기관, 배설기관, 생식기관 등 중요한 장기를 담아 보호하고 있는 그릇이다. 이런 중요한 골반에 균형이 깨질 때 하체의 길이에도 영향을 끼친다.

골반 불균형은 습관적으로 다른 쪽보다 한쪽 다리에 체중을 더 많이 실어서 생겨 날 수 있다. 이것은 골반의 평행에 영향을 주는 근육 불균형을 일으킨다.

다리의 불균형을 막기 위하여, 가능할 때마다 서거나 앉거나 혹은 계단을 오를 때, 습관적으로 다리를 바꾸어 더 약한 부분을 연습하면 불균형을 예방할 수 있다. 불균형한 골반은 척추를 휘어지게 하는 변인 중의 하나로, 측만증과 후만증 같은 척추질환을 야기한다. 따라서 골반은 건강한 몸과 신체의 미를 만드는 데에 적절한 역할을 한다.

천골이나 서해부에 해먹을 두르는 플라잉 동작을 하게 되면, 주변의 근육에 자극을 주어, 골반을 조인 상태로 척추를 길게 견인시켜 골반과 척추의 불균형을 해소하는데 효과적이다.

3) 혈액순환

건강한 신체를 위한 기본적인 조건으로, 정상적인 혈액순환을 꼽을 수 있다.

발, 발목, 종아리가 차거나 딱딱하게 굳어 있거나 쥐가 자주 난다면 순환의 장애가 온 것으로 하체 운동을 하여야 한다.

발목을 충분히 풀어주며 충분한 스트레칭 운동으로 발목을 강화시켜 발목을 잘 풀어 주어야 몸 전체의 혈액이 좋아진다.

하지정맥, 발목 냉증, 어깨 뭉침, 요통, 비만, 불면증의 증상을 해소하기 위해서는, 해먹으로 목과 겨드랑이, 가랑이 즉 서해부, 천골, 발목, 종아리, 무릎 등에 해먹을 걸어 잘 풀어주면 그 주변의 근육들을 마사지하는 효과를 넘어, 그 안쪽 깊숙이 있는 림프선까지 자극을 주어 림프와 혈액의 흐름을 부드럽게 해줄 수 있다.

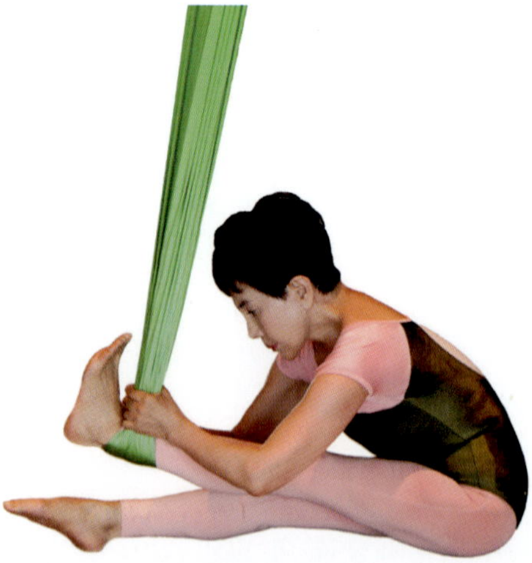

발목에 해먹을 걸고

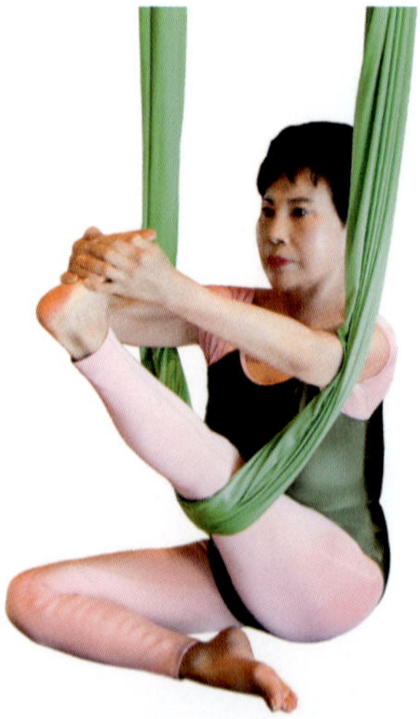

무릎에 해먹을 걸고

플라잉요가는 이렇게 해먹으로 인해 몸이 제대로 풀어지고, 가벼워지는 그 시원함은 다른 운동으로 대체할 수 없는 효과가 있다.

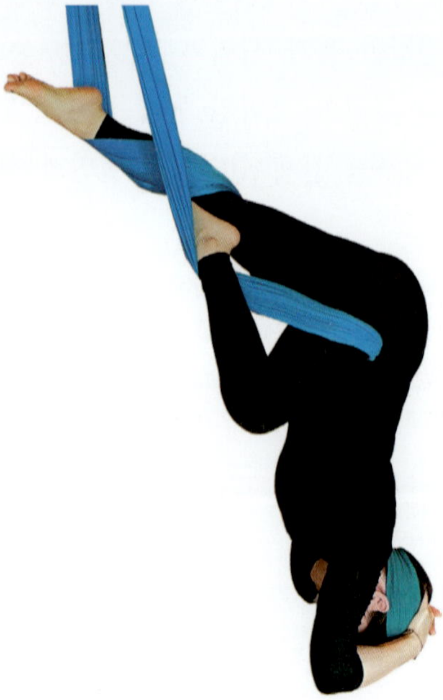

머리 서기 자세

대표적인 동작으로 바닥에 팔꿈치를 굽혀 머리 정수리를 대고, 전신을 거꾸로 서는 머리서기 자세는 혈액의 흐름을 좋게 하여 머리를 맑고 총명하게 해주고 마음을 진정시키는 효과가 있다.

이런 머리로 서기 자세는 일반인에게는 고난이도 동작이나 해먹을 이용하여 취하게 되면 초보자도 쉽고 안전하게 할 수 있다.

4) 호흡

호흡보다 더 중요한 것이 있을까. 호흡이 없다면, 이 세상에 생명은 존재할 수 없을 것이다.

호흡은 우리에게 새로운 경험을 주고, 현재 우리의 육체적 상태와 심리적 상태에 대해 많은 것을 설명해 준다.

우리는 물 없이 3일을 견딜 수 있고, 음식이 없어도 꽤 오래 살 수도 있지만, 산소가 없으면 몇 분 내에 뇌사 상태에 빠지게 된다. 호흡은 1순위라야 마땅하다.

숨을 깊이 들이쉬고 내쉴 때, 우리 몸의 혈액은 산소로 가득 차고 독소가 제거된다. 일반적 통념과 달리 호흡 방식은 들숨이 아니라, 날숨이 결정한다. 고의로 호흡을 바꾸려 해서는 안 되고, 들숨과 날숨을 의식하기만 해도 바람직하게 바꿀 수 있을 것이다.

호흡법 개선을 인위적인 방법으로 시도할 경우, 방해가 될 수 있으나 "몸이 시키는 대로" 자연스럽게 하는 것이 나을 것이다. 호흡은 생존뿐 아니라 인생의 즐거움이기도 하다. 호흡을 맛보며 규칙적으로 연습한다면 전신이 릴렉스되며 살아있는 체험할 수 있을 것이다.

플라잉요가는 이런 분께 추천합니다.

- 다이어트의 효과를 보고 싶은 분 (짧은 시간에 많은 칼로리를 소모하므로)
- 근력과 유연성을 함께 키우고 싶은 분
- 공중에 날고 싶은 꿈을 가진 분(날고자 하는 꿈을 내 생활 속에서 이루기를 원하는 분)
- 지금 이 순간 새로운 도전을 시도하고 싶은 분
- 자신의 몸을 스스로 치유하기 원하는 분
- 지금 우울하거나 스트레스를 받고 있어 힐링이 필요하신 분
- 기초 근력이 필요하므로 요가나 필라테스를 경험해 보신 분
- 아름다운 신체 라인과 역동적인 운동을 하고 싶은 분
- 신체의 균형감각과 집중력, 민첩성을 기르고 싶은 분
- 한 가지 일에 몰두하여 집중력을 필요로 하신 분

플라잉요가를 하기 전에 주의사항

- 천장의 높이, 해먹 간의 간격이 여유로운지 살펴본다.
- 해먹의 길이와 높이를 자신의 신체 사이즈에 맞게 조정한다.
- 몸 상태가 좋지 않을 때는 부상과 위험을 초래할 수 있으므로 무리한 운동은 삼가고 할 수 있는 만큼만 한다.
- 복장은 신축성 있고 몸에 잘 맞는 편안한 차림을 한다. 바지는 몸에 꼭 맞고, 발목이 드러나는 것이 적당하다.
- 귀걸이, 반지, 머리핀 등 장신구는 자칫 동작 중 상처를 입거나 해먹을 찢어지게 할 수 있으므로 착용하지 않는 것이 좋다.
- 연습하기 2시간 전에 공복 상태에서 연습한다. 배가 부른 상태에서 연습하게 되면 소화가 잘되지 않아 속이 메스껍고 어지러울 수 있다.

플라잉요가를 안전하게 운동하는 법

플라잉요가는 잘 사용하지 않는 근육까지 격렬하고 강하게 운동시키기 때문에 운동을 시작하기 전 다음에 유의한다.

- 어떤 질병으로 고통받고 있거나 최근에 수술이나 의료 처치를 받을 때 담당의사의 허가가 있어야 한다.
- 건강하지만 처음 하는 경우 새로운 방식의 운동을 시작하는 것이며 오랫동안 사용하지 않았을 근육을 사용하는 것임을 명심하여 언제라도 통증을 느끼면 운동을 중단한다.
- 각 운동을 따라 할 때, 기본 동작부터 차근차근 단계별로 난이도를 조절해야 한다. (운동을 올바르게 따라 하는 방법을 배운 다음에는, 각 운동이 자신의 몸에 자연스럽게 익숙해질 때까지 꾸준히 노력하는 자세가 필요하다.)

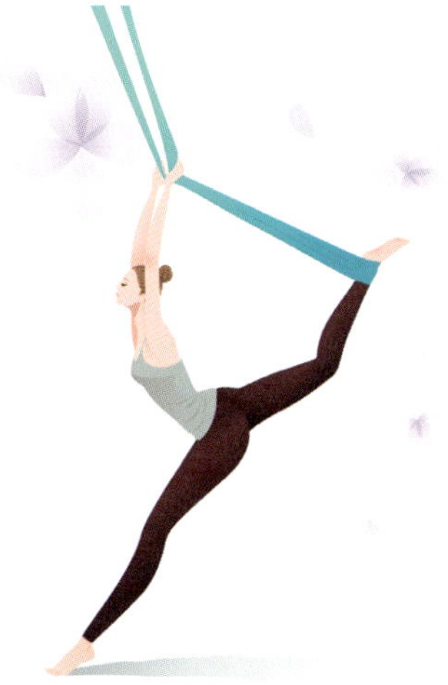

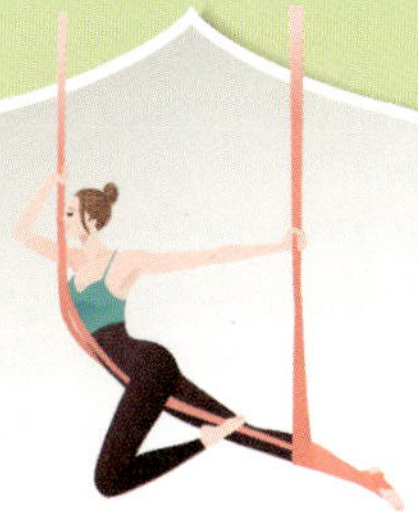

PART 02
실기편

우리는 일상생활에서 항상 움직이고 있다. 걷고 달리는 움직임뿐 아니라 앉아 있을 때도 근육들의 자세를 유지하기 위해 항상 움직이고 있다. 뭉친 근육을 풀어주는 가장 기본적인 방법은 마사지다. 목과 어깨, 척추, 팔과 손목, 다리, 발목 등에 통증이 있을 때 그 부위에 해먹을 걸고 스트레칭을 하여 그 부위를 강화시킴으로써 건강하고 아름다운 몸매를 가질 수 있다.

1. 해먹을 낮게 해서 하는 운동

1) 목에 해먹을 걸고

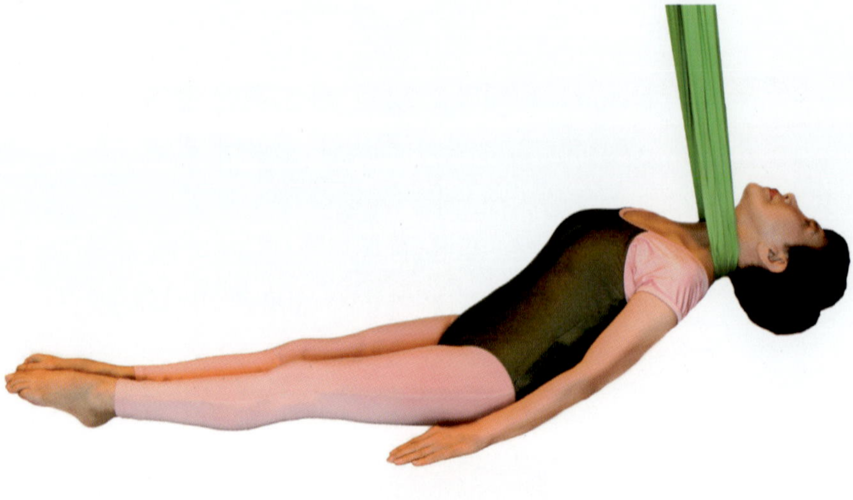

목과 뒤통수가 연결된 부분인 움푹 들어간 곳에 해먹을 대고 누워서, 머리를 좌우로 움직여 마사지해준다.

2) 견갑골에 해먹을 걸고

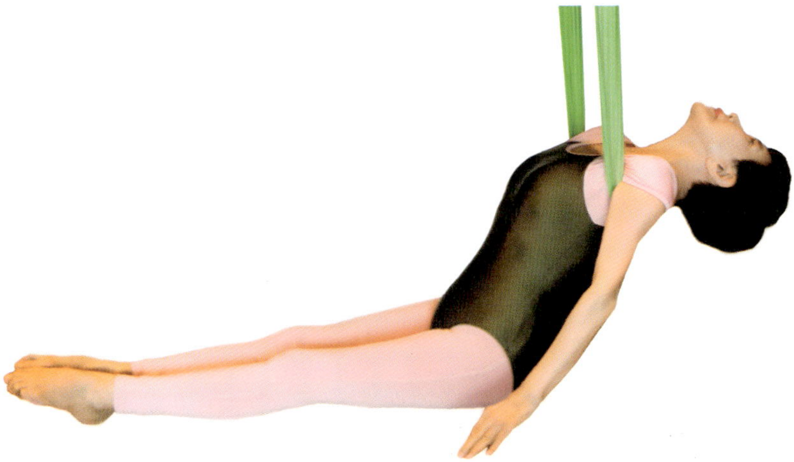

뒤로 누워 해먹을 견갑골에 걸고 양손은 편안하게 바닥에 내려놓거나 머리 뒤로 깍지를 낀다. 엉덩이가 바닥에서 뜨지 않게 한다.

(10-15초간 유지)

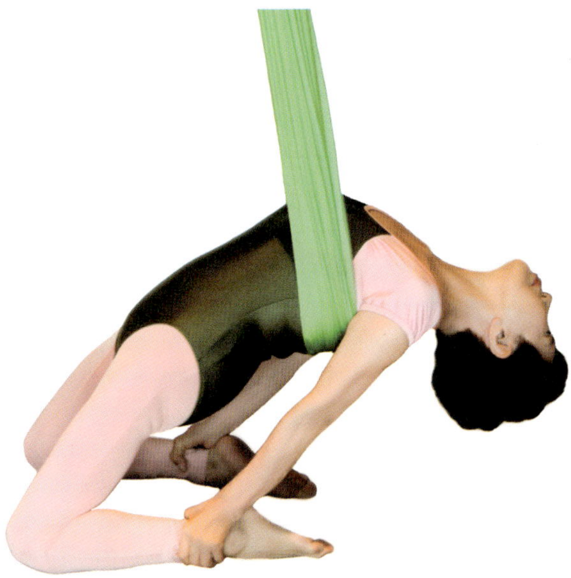

무릎을 꿇고 선 자세에서 등으로 해먹을 아래 방향으로 누르고 고개를 뒤로 젖힌다. 양손은 아래로 뻗어 발목을 잡는다. 허리와 엉덩이에 힘을 주어 척추를 보호하면서 뒤로 젖힌다. (10-15초간 유지)

◉ **몸통의 앞, 뒤, 측면 강화 운동**

3) 서해부에 해먹을 걸고

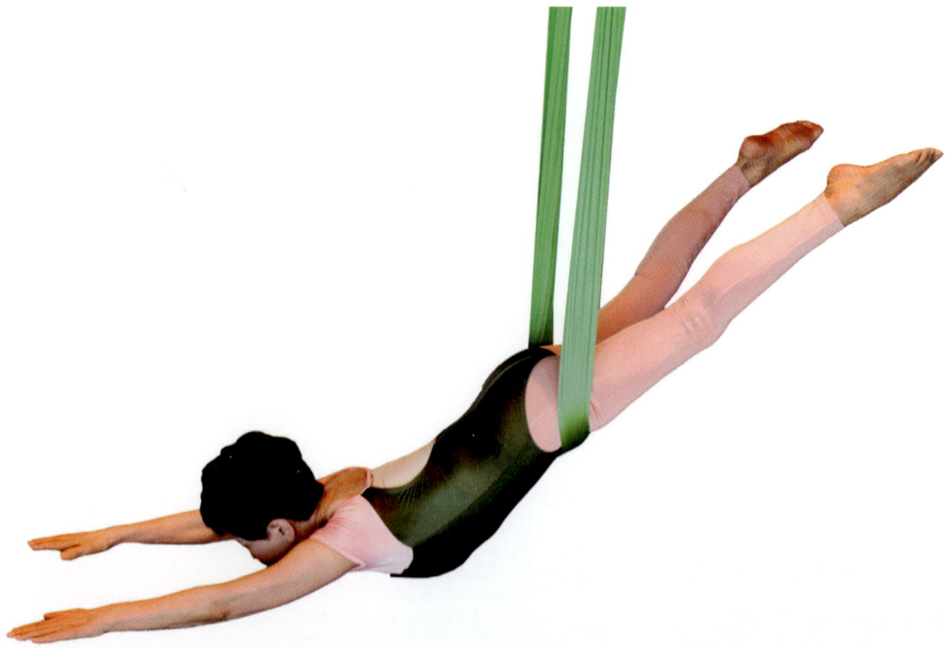

손바닥으로 바닥을 짚고 고개를 천장 쪽으로 길게 신장시켜 복근을 스트레칭 했다가 두 팔을 앞으로 쭉 뻗고 머리를 바닥 쪽으로 내리면서 다리를 힘껏 위로 올려 복근을 스트레칭 한다. (3-5회 실시)

4) 해먹을 잡고 하는 스트레칭

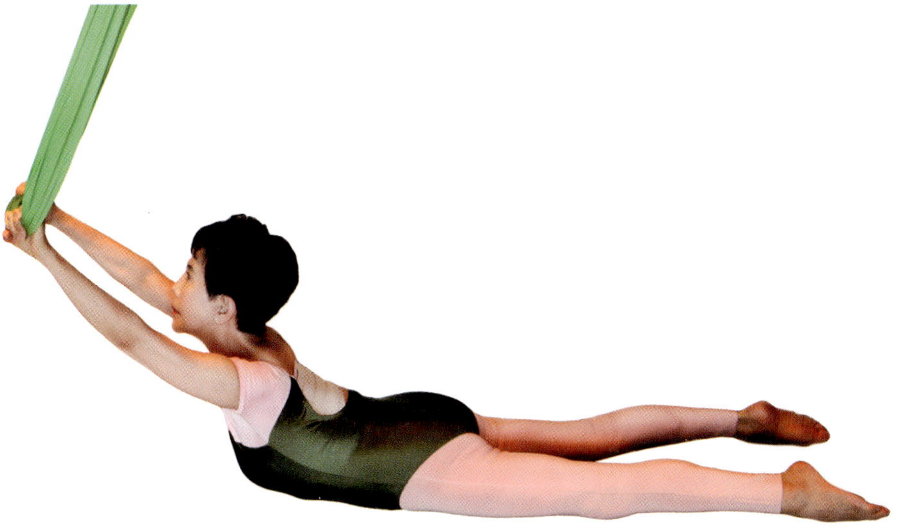

엎드린 자세에서 해먹을 감아 잡는다. 마시는 호흡에 해먹을 누르면서 상체를 들어 올리고 내쉬는 숨에 내려온다. (10-15초간 움직임 유지)

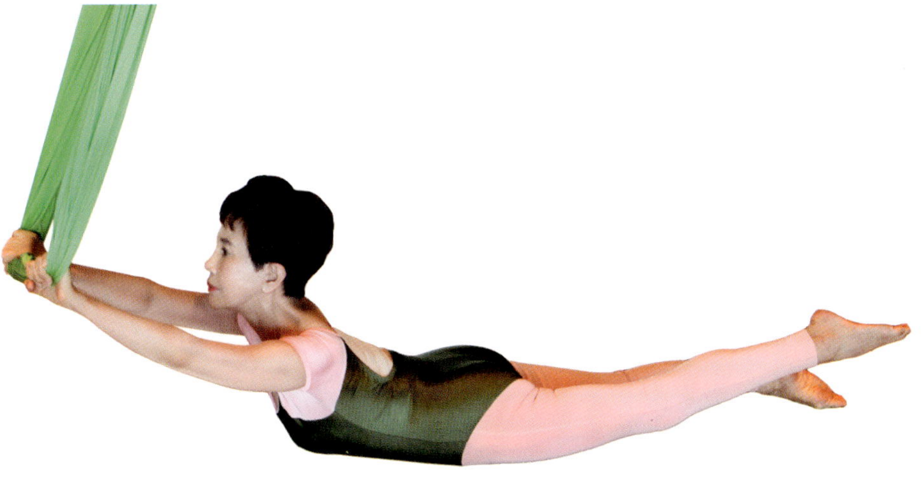

양손으로 해먹을 잡고 견갑골을 안정화시킨 상태에서 상체를 들어 올리고, 두 다리는 수영하듯이 교차시킨다.

(10-15초간 움직임 유지)

◉ **엉덩이 근육 강화 운동**

5) 가슴에 해먹을 걸고(척추 분절 운동)

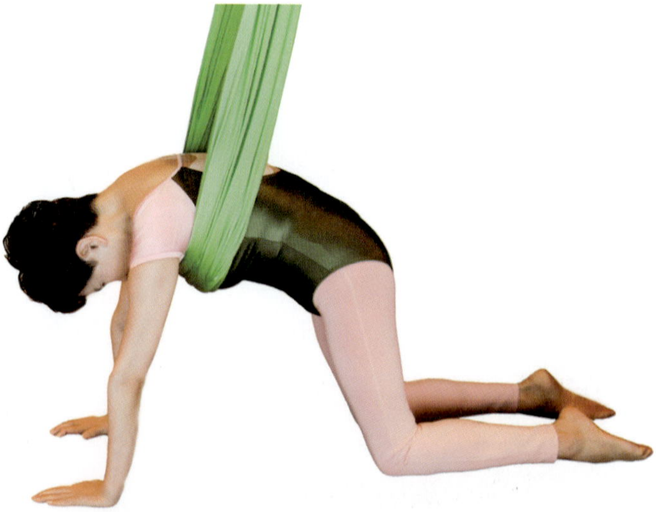

해먹을 가슴에 걸고 바닥에 양손과 무릎을 짚고 등을 둥글게 말아 올려 척추와 등 근육을 이완시킨다.

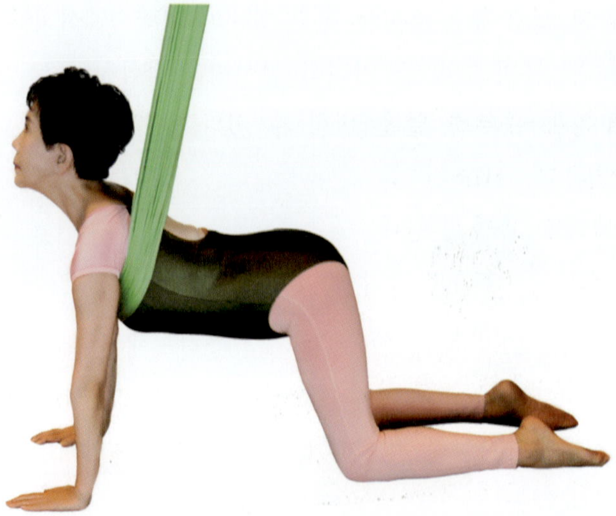

천천히 호흡을 내뿜으며 머리를 천장 쪽으로 들어 올리면서 척추 하나하나 분절하며 꼬리뼈를 들어올린다. 깊은 호흡으로 척추의 전반적인 움직임을 좋게 한다. (10-15초씩 3-5세트 실시)

◉ **척추의 올바른 정렬을 도와준다.**

2. 누워서 천골에 해먹을 걸고

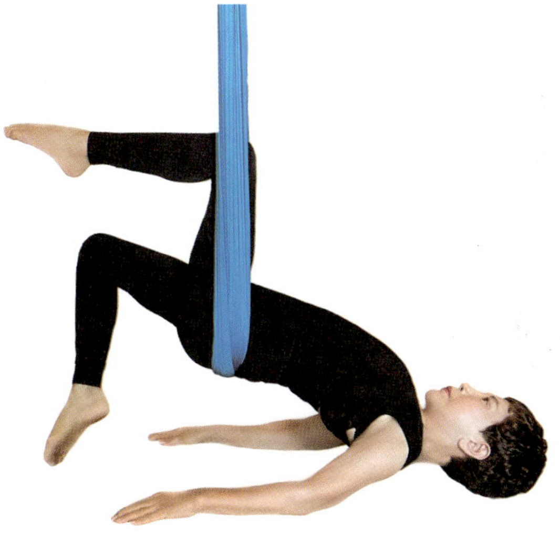

1) 해먹을 천골에 두르고 누운 자세에서 시작한다. 두 무릎을 90도 구부린 자세에서 한 다리씩 번갈아 가면서, 발을 바닥에 내려놓았다가, 다시 제자리로 돌아온다. (10회 정도 실시)

2) 해먹을 천골에 걸고 누운 상태에서 두 다리를 뻗은 상태에서 시작한다.

① 한 다리 무릎을 구부려 얼굴 쪽으로 당겨온다. 10초간 유지하고 제자리로 돌아가 반대 쪽도 실시한다.

② 무릎을 당겨 올 때 허리나 골반 자세가 흐트러지지 않게 유의한다. (10회 정도 실시)

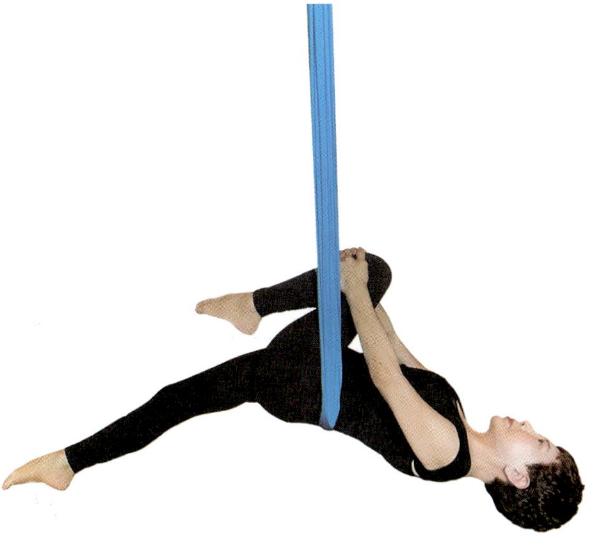

◉ 허리 근육 강화 및 골반을 바르게 하는 운동

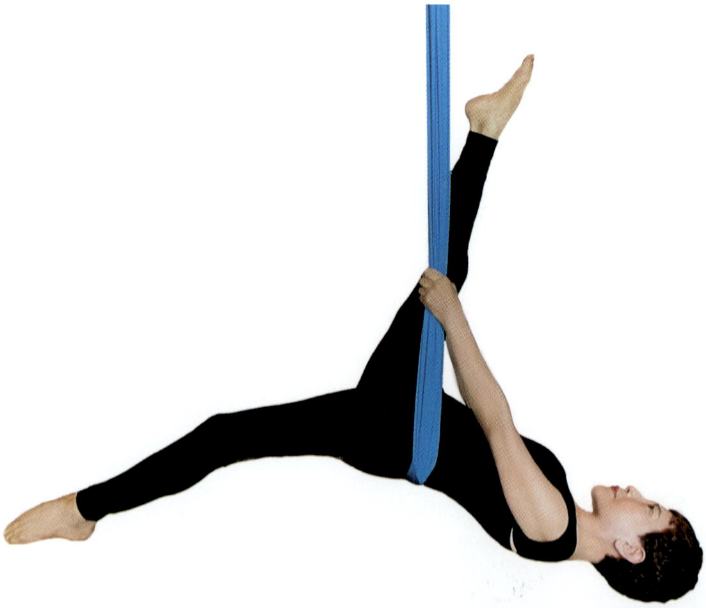

3) 해먹을 천골에 걸고 누운 자세에서 시작한다. 두 다리를 위로 뻗는 자세에서 한 다리는 무릎을 곧게 펴서 얼굴 쪽으로 가져오고, 다른 다리는 뒤로 뻗는다. 10~15초간 유지하고 다리를 교차시켜 반대쪽도 실시한다. (3-5세트)

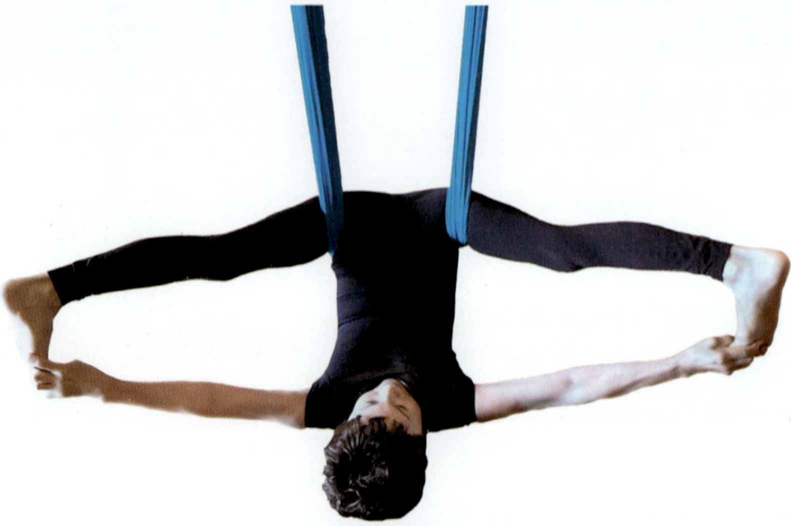

4) 양팔을 펴서 양손 세 손가락을 사용해 두 다리의 엄지 발가락을 잡아 무릎을 최대한 펴서 두 다리를 양 옆으로 벌린다. 양 어깨만 바닥에 대고, 엉덩이를 위로 든 상태 유지. (10-15초간 유지)

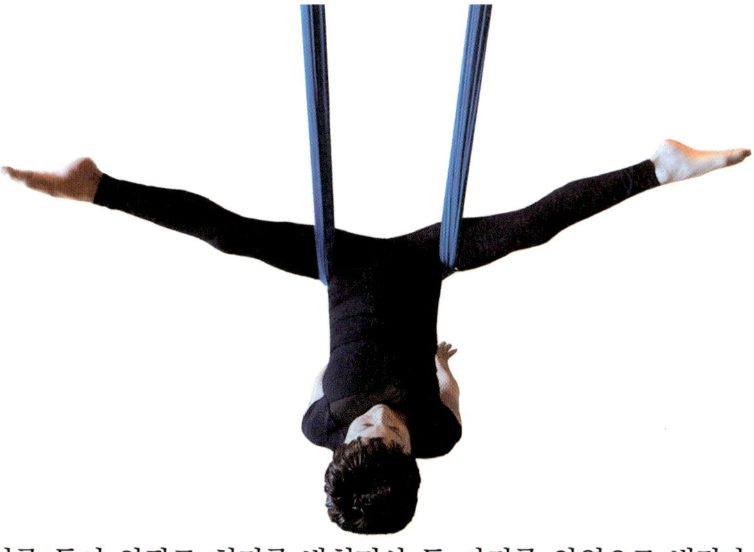

5) 엉덩이를 들어 양팔로 허리를 받치면서 두 다리를 양옆으로 벌린다.
(10-15초간 유지)

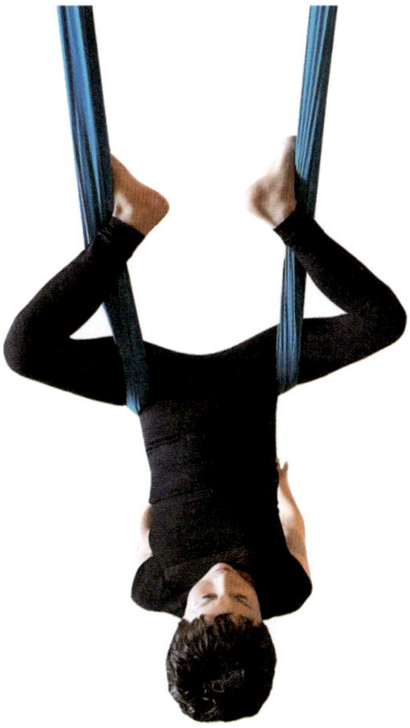

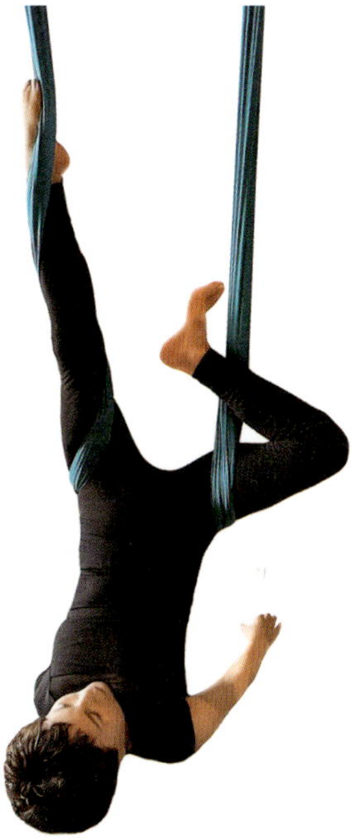

6) 몽키 자세에서 발목을 건채로 한 다리씩 감아올리면서 몸통을 위로 쭉 뻗었다가 내려온다. (10-15초간 유지) 반대편도 실시한다.

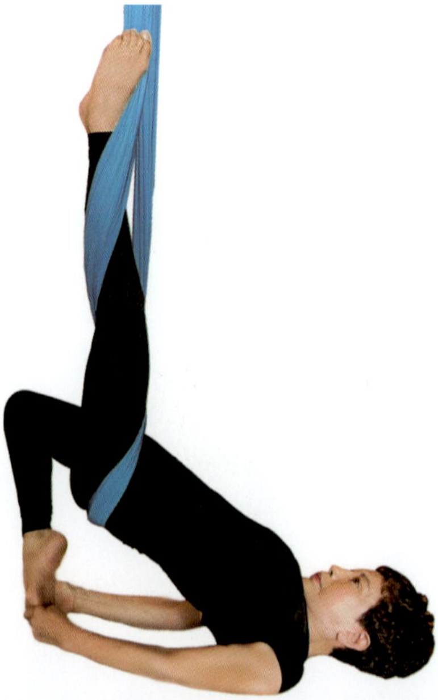

7) 한 다리는 위로 감아올리면서 반대 발은 90도로 무릎을 굽혀 발끝을 세운 상태에서 양 손은 발끝은 잡는다. (10-15초간 유지) 반대편도 실시

◉ **척추 및 복부 강화 운동, 어깨 마사지 효과**

3. 앉아서 해먹을 견갑골에 걸고

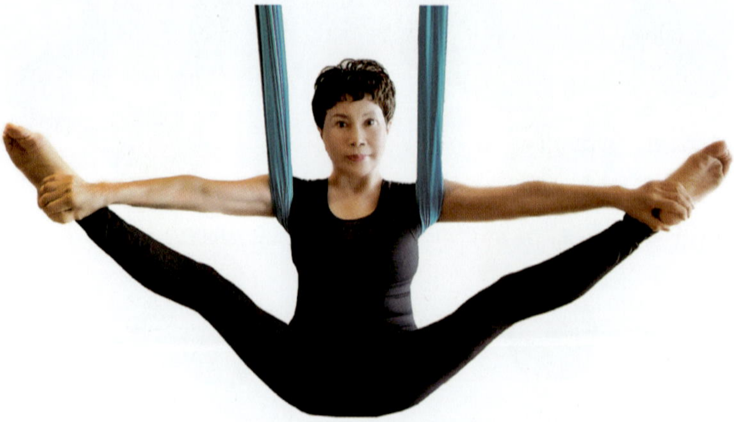

앉은 자세에서 해먹을 견갑골에 걸고 무릎을 최대한 펴서 양손으로 발목을 잡아 발끝을 포인해서 벌린다. 반대로 발목을 플랙스해보기도 한다. (10-15초간 유지)

◉ **척추 강화와 전신 스트레칭**

4. 해먹을 발목, 무릎에 걸고 하는 운동

1) 발목에 걸고

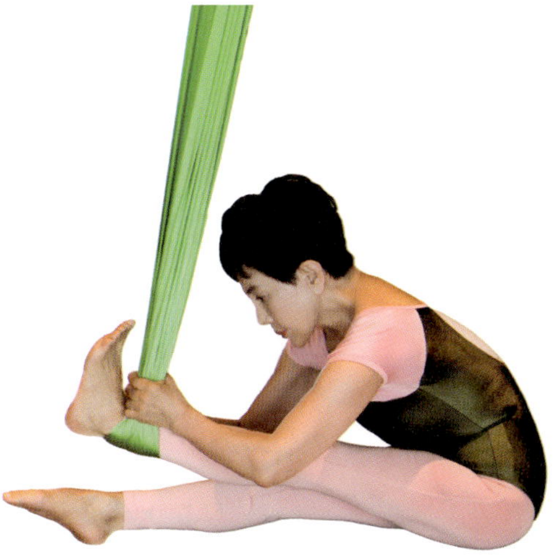

① 발목에 해먹을 두르고 발끝을 당기면서 상체를 숙여 햄 스트링을 늘린다.

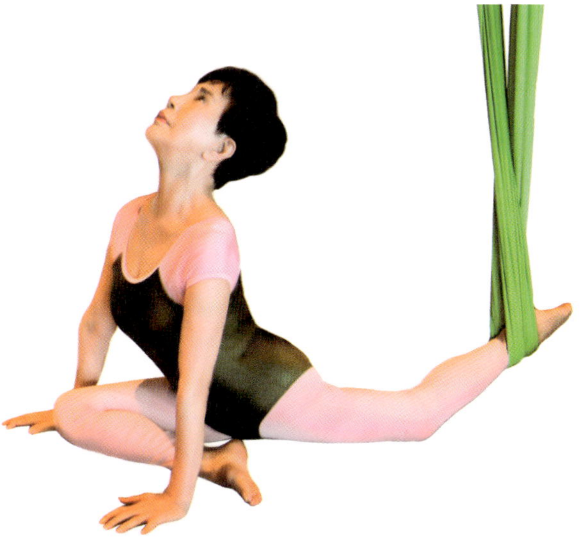

② 앉은 자세에서 해먹을 걸고 있는 발을 뒤로 보내 무릎을 바닥에 대고, 두 팔을 밑으로 피면서 상체를 뒤로 젖혀 준다.

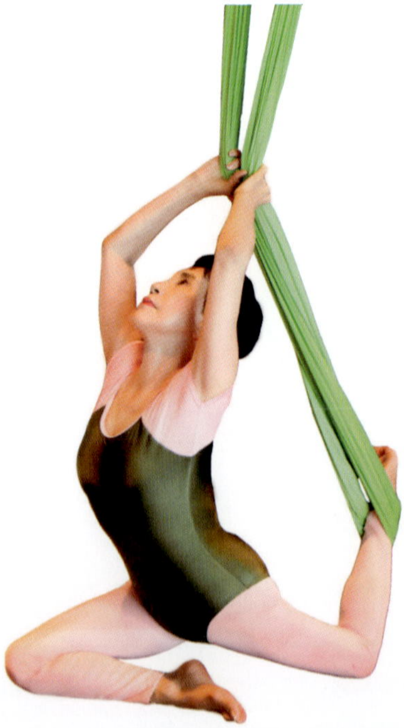

③ ②번 동작에서 밑으로 쭉 폈던 양팔을 들어 머리 위쪽의 해먹을 잡으면서 최대한 상체를 뒤로 젖힌다.

양팔로 당긴 해먹에 의해 바닥에 대고 있던 무릎을 깊게 굽혀서 상체와 다리를 스트레칭 해준다. (15초간 유지) ①~③번 동작을 연결

반대편도 실시한다.

◉ 햄 스트레칭 운동

◉ 척추 후굴 강화 운동

2) 무릎에 걸고

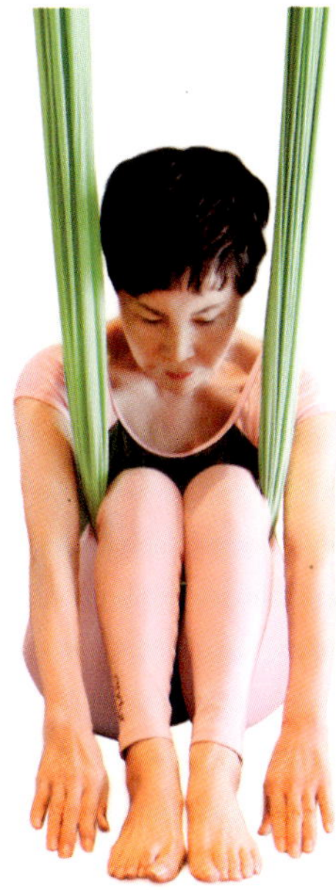

① 해먹을 굽힌 무릎 안쪽에 걸고, 양팔은 다리쪽으로 쭉 펴서 상체를 숙인 상태에서 시작한다.

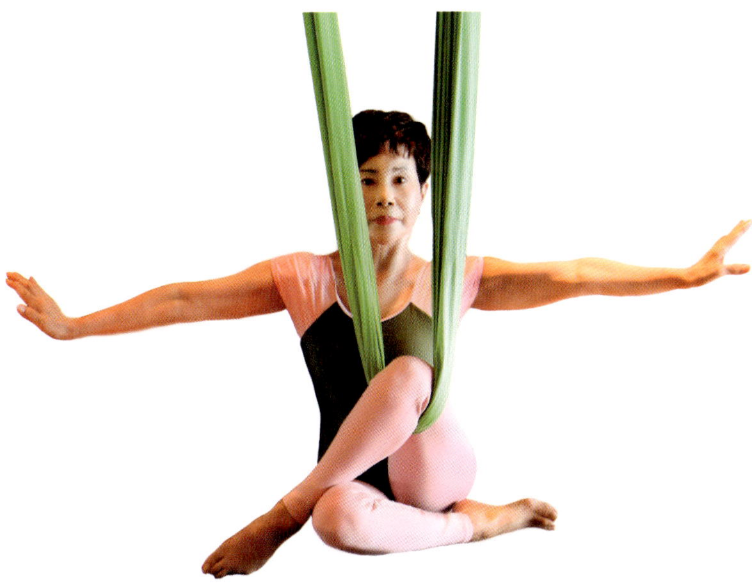

② 다리를 교차해서 앉은 다음, 두 팔은 어깨 선상으로 양옆으로 펼쳐서 든다. 왼발 안쪽에 해먹을 걸고 앉은 자세를 취한다. 양쪽 골반 가운데에 체중을 둔다.

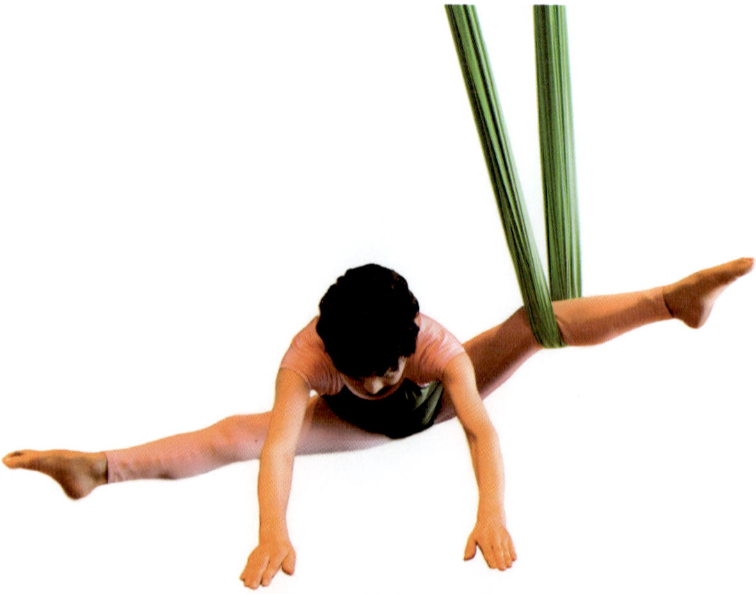

③ 앞에 놓았던 다리를 옆으로 보내면서 양팔은 앞으로 쭉 펴서 상체를 깊게 숙인다.

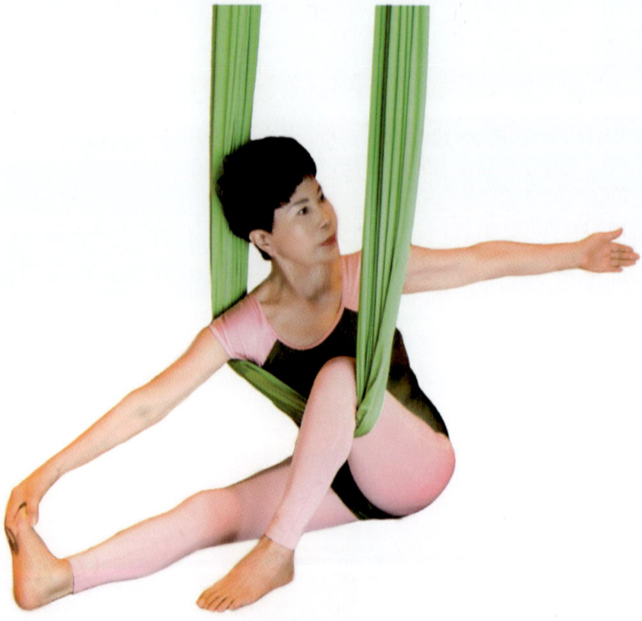

④ 상체를 옆으로 틀면서 해먹을 오른쪽 어깨와 왼쪽 무릎에 걸고 굽힌 상태에서 오른팔로 오른발 엄지발가락을 잡아, 앞으로 펴서 왼쪽 옆구리를 깊게 스트레칭 해준다.

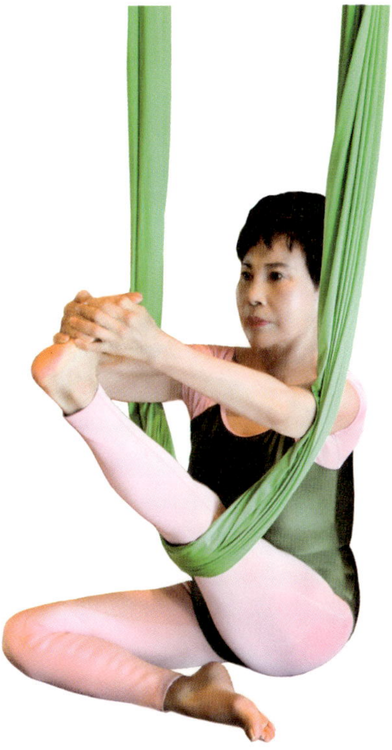

⑤ 무릎에 해먹을 건 상태에서 왼발을 앞으로 펴서
가슴 가까이 가져와 상체와 다리를 가깝게 잡아당긴다.

이상의 ②~⑤번 동작을 10-15초씩 연결하면 햄 스트레칭의 효과가 더욱 커진다.

◉ **앞, 옆, 햄스트링, 측면 스트레칭 운동**

5. 해먹을 이용한 승모근 마사지

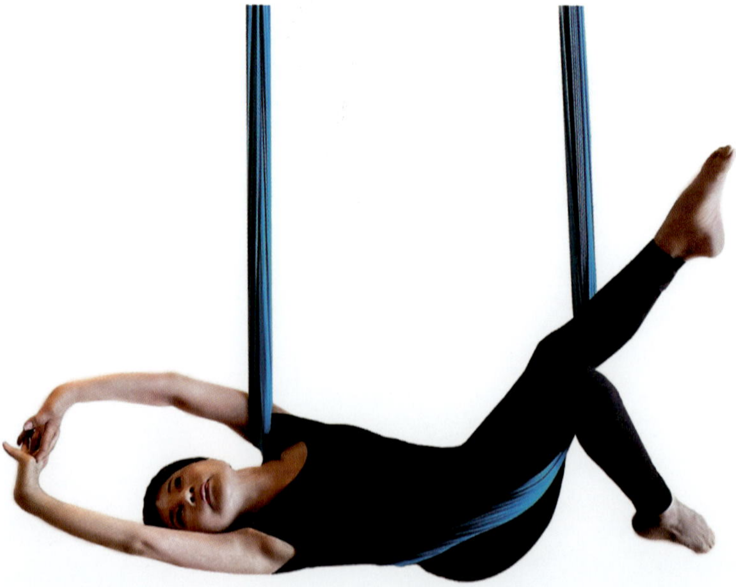

해먹을 엉덩이 가운데로 해서 한 다리는 위로 쭉 펴주고,
한 다리는 굽힌 자세를 취한다.
한쪽 어깨에 해먹이 오게 하고 두 팔을 위로 올려 손을 잡는다.
상체를 펴면서 고개를 뒤로 젖혀 해먹이 승모근을 마사지 되게 한다.
(3-5회) 반대편도 실시

6. 해먹에 팔을 걸고 하는 동작

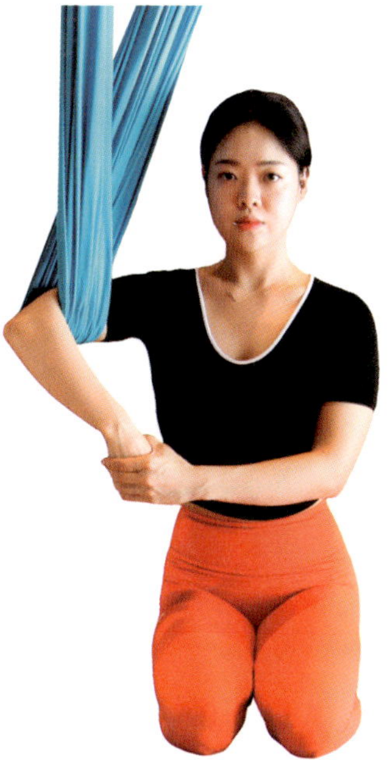

무릎을 꿇고 앉은 자세에서 팔꿈치에 해먹을 건다.

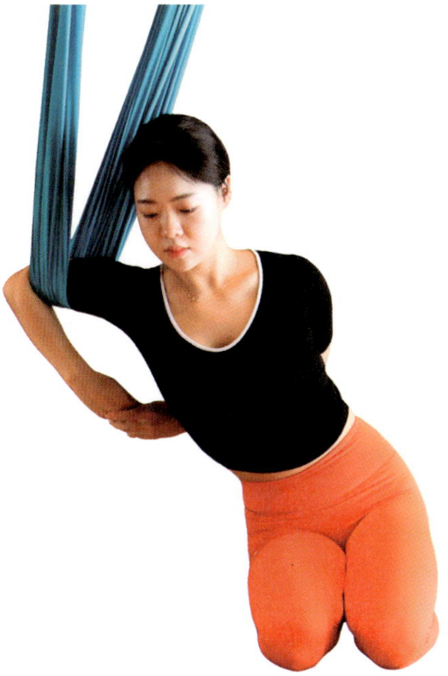

1) 해먹에 팔을 걸고 하는 동작 Ⅰ

무릎을 구부린 채로 앉아 해먹에 걸린 왼팔을 등 뒤로 잡으면서 체중을 걸린 팔 쪽으로 이동하면서 스트레칭 해준다.

2) 해먹에 팔을 걸고 하는 동작 II

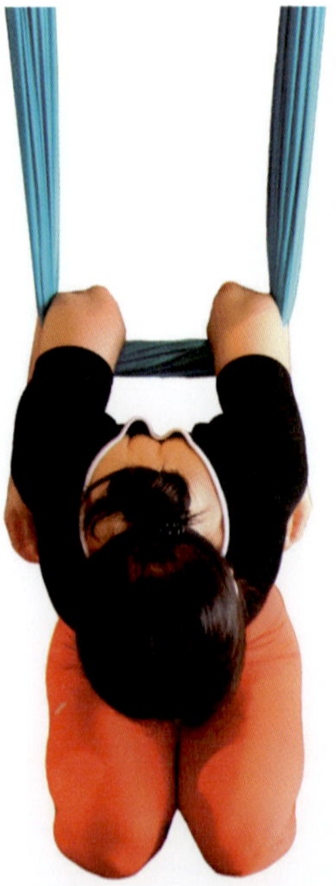

① 무릎을 꿇어 앉은 자세에서 두 팔을 굽혀서 뒤로 보내 해먹이 양 팔꿈치 안쪽에 걸리게 한다.

② 무게 중심을 앞으로 이동하여 상체를 앞으로 숙여 걸려있는 두 팔에 스트레칭을 해 준다.

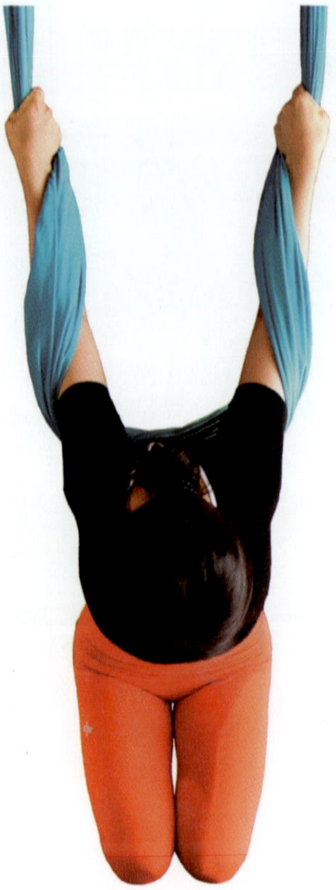

3) 해먹에 팔을 걸고 하는 동작 III

무릎을 꿇고 앉은 자세에서 양팔로 해먹을 최대한 위로 감아 쥐고, 엉덩이를 들어 무게 중심을 앞으로 이동해 숙이면서 스트레칭 해준다.

①~③ 동작을 10~15초간 연결하면 좋다.

◉ 어깨와 팔 풀기 운동

7. 앉아서 해먹을 펼치고 하는 동작

1) 해먹을 잡고 하는 동작

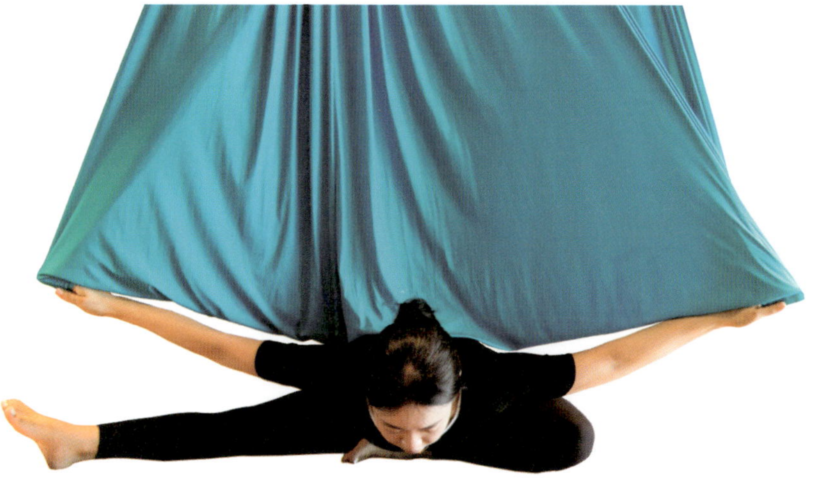

① 펼친 해먹 끝을 양손으로 잡고 왼발은 앞으로 굽히고 오른쪽 다리는 쭉 핀다.

② 상체를 앞으로 숙이면서 최대한 전신 스트레칭을 해준다.

2) 양 발목에 해먹을 걸고

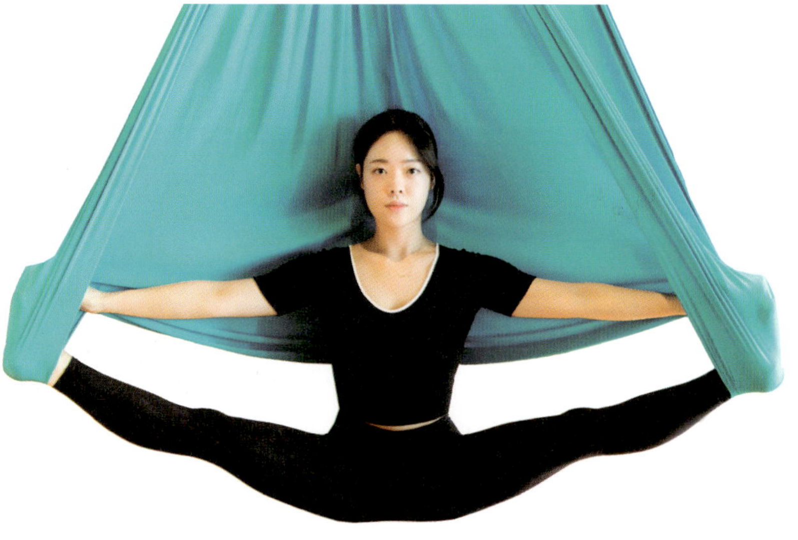

① 해먹을 양 발목에 걸고 양 팔로 발가락을 감싸 잡아 위로 쭉 펴서 들면서 최대한 스트레칭 한다. (10-15초 정도)

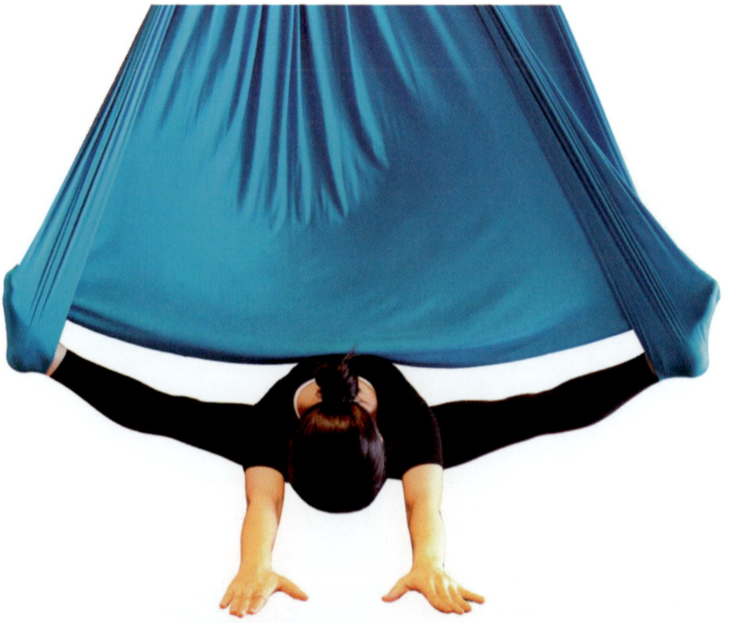

② 양 발목에 해먹 끝을 걸고 천천히 상체를 앞으로 숙여 몸이 바닥에 닿게 한다.

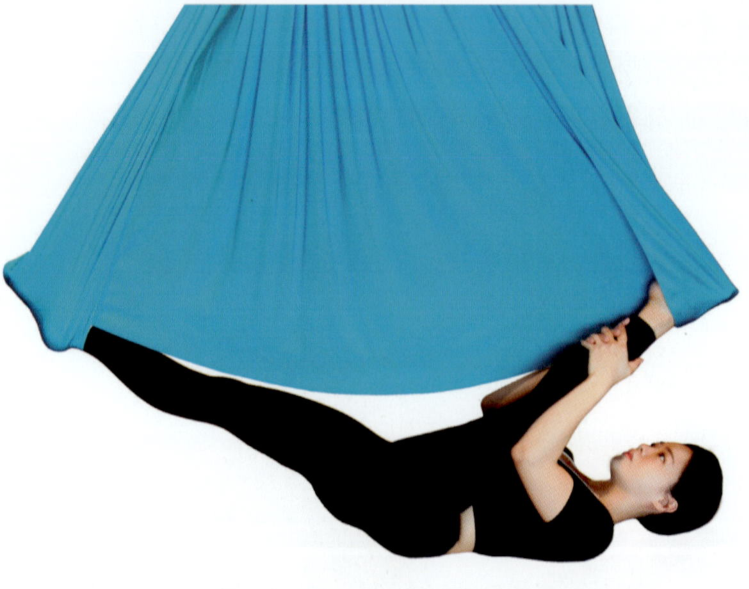

③ 누운 상태에서 해먹을 양 발에 걸고 두 무릎을 곧게 펴서 가위모양 자세를 취한다. 머리, 등, 골반이 바닥에서 뜨지 않도록 한다. (각 동작을 10~15초간 유지)

◉ **전신 스트레칭 운동**

3) 한쪽 종아리에 해먹을 걸고

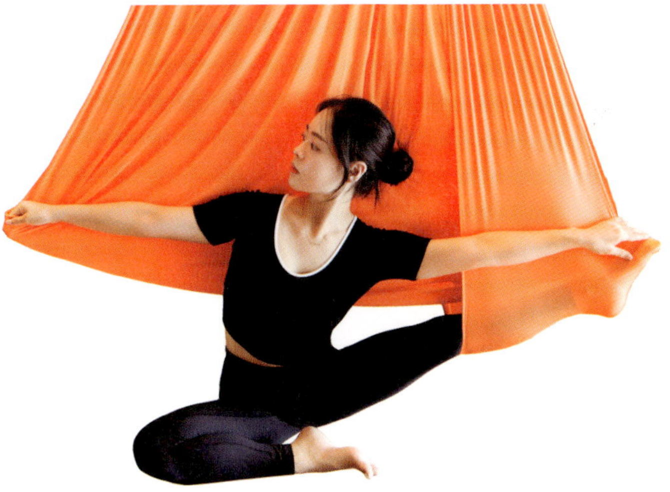

① 왼쪽 종아리에 해먹을 걸고 오른쪽 무릎은 굽힌 상태에서 몸의 체중은 왼쪽으로 이동하고 시선은 오른쪽으로 본다.

② 다시 정면을 본 상태에서 오른쪽으로 이동하여 반대편을 늘려준다. (10-15초 정도 유지)

4) 한발과 한손에 해먹을 걸고

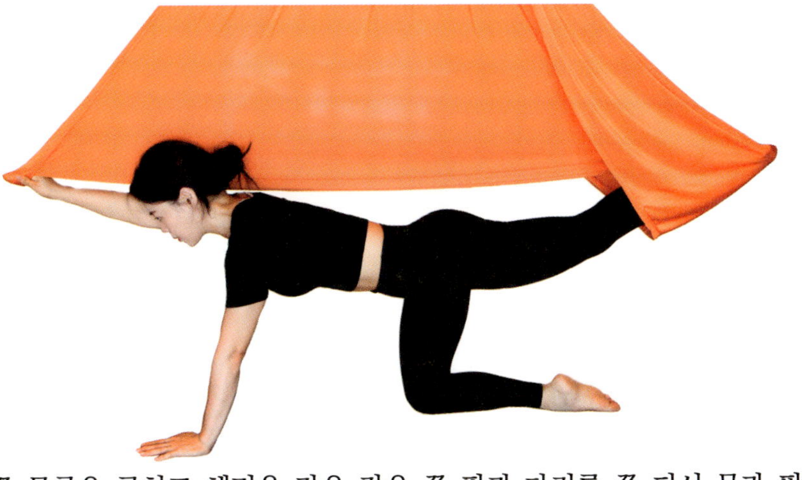

한 쪽 무릎은 굽히고 해먹을 감은 같은 쪽 팔과 다리를 쭉 펴서 몸과 팔, 다리가 일직선 상에 놓이게 스트레칭해준다. (10-15초간 연결하여 반대편도 실시)

◉ **전신 스트레칭 및 균형 감각 증진 운동**

8. 손목 강화 운동, 어깨 운동

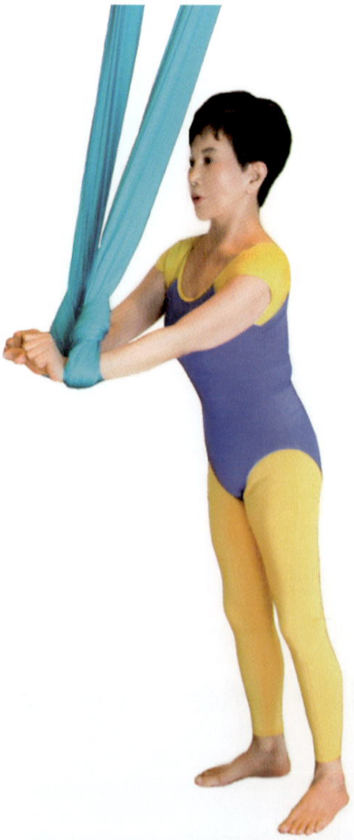

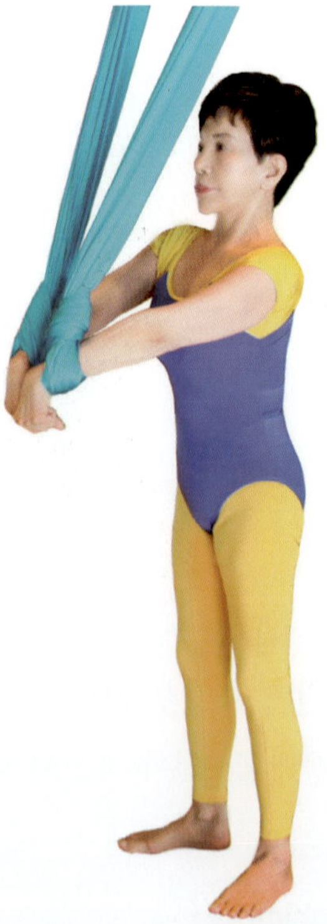

① 양 손목에 해먹을 감아서 양손을 위로 올렸다 내렸다 반복한다.

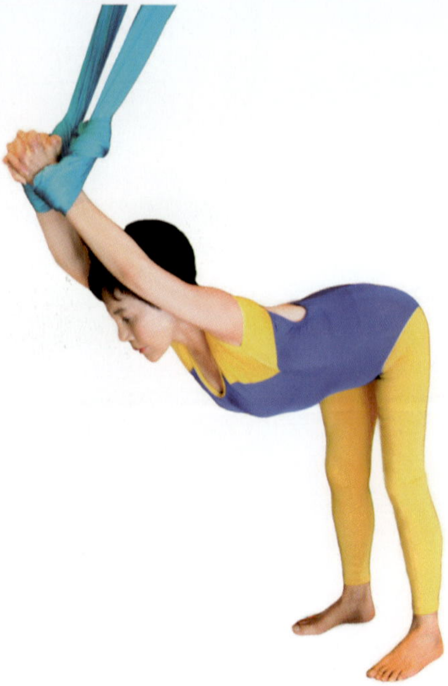

② 어깨너비로 다리를 벌려 선 자세에서 상체를 앞으로 숙여 척추를 곧게 편 상태에서 가슴을 바닥 쪽으로 천천히 내린다. 상체를 비틀며 늘려준다.

◉ **어깨 안정화, 등과 가슴의 근육 스트레칭 운동**

9. 코브라자세

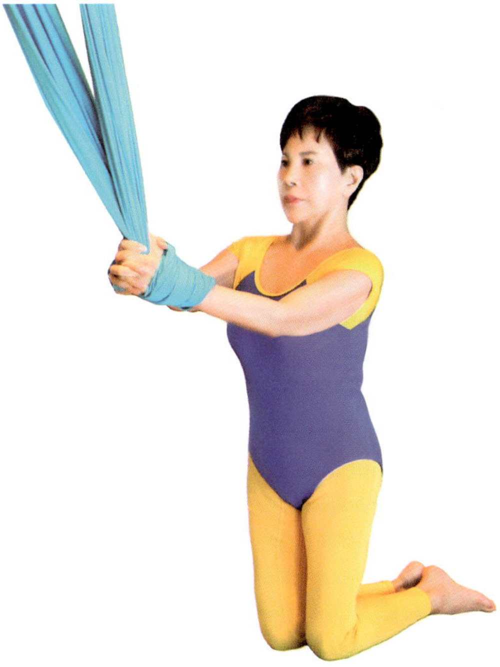

① 해먹을 두 손으로 감아 잡은 채로 두 무릎을 굽혀 앉는다.

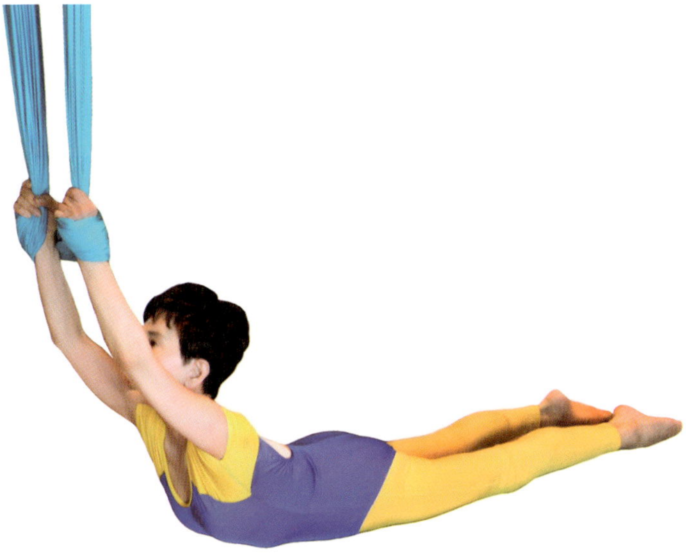

② 고개를 팔 아래로 떨구어 팔과 어깨를 길게 늘인다.돌아올 때 복부에 최대한 힘을 주면서 몸을 들어 올린다. (10-15초간 유지)

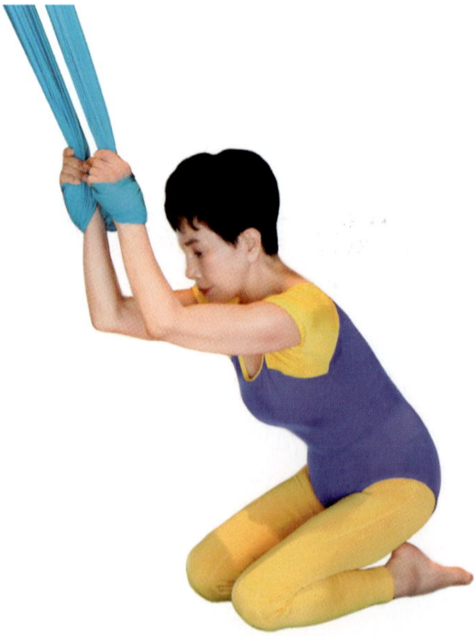

③ 내쉬는 호흡에 척추를 둥글게 말아서 원 위치로 온다. 어깨, 팔, 복근 강화 운동

◉ **어깨 팔 강화 운동**

10. 서서 하는 동작

1) 목과 어깨에 해먹을 걸고

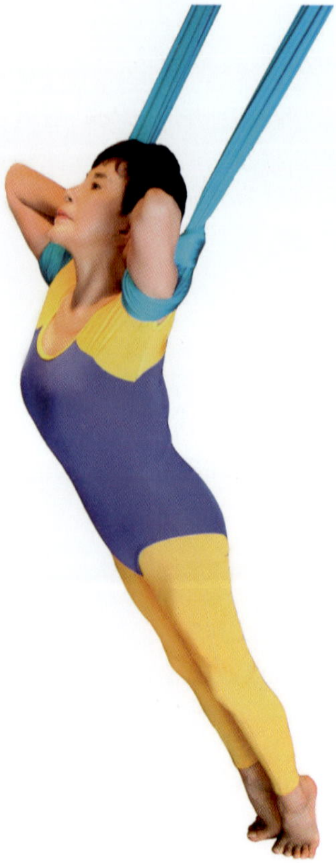

① 해먹을 목과 어깨에 감고 뒤꿈치까지 들어 올려 정수리에서 발끝까지 사선으로 체중을 앞으로 이동한다.

② 양 팔은 머리 뒤로 깍지 끼고, 좌우 이동하면서 목을 마사지한다.

③ 해먹의 텐션을 유지하며 두 무릎을 굽혀 무게 중심을 뒤로 이동한다.
양팔은 머리 뒤로 깍지 끼고 좌우로 움직여준다.
(5-10회 반복)

◉ 복근 및 둔부 근육 강화 운동

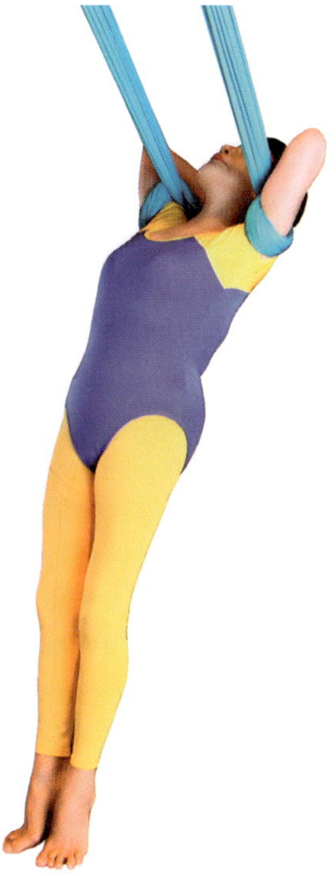

2) 전사 자세

① 오른다리는 무릎을 90도 구부리고 왼다리는 무릎을 편 채 바닥을 짚는다.

② 오른손으로 해먹을 잡은 채로 어깨 높이로 뻗고 몸통을 세워 골반 위에 어깨가 오도록 하여 전사 자세를 취한다. 시선은 오른손 끝을 본다.

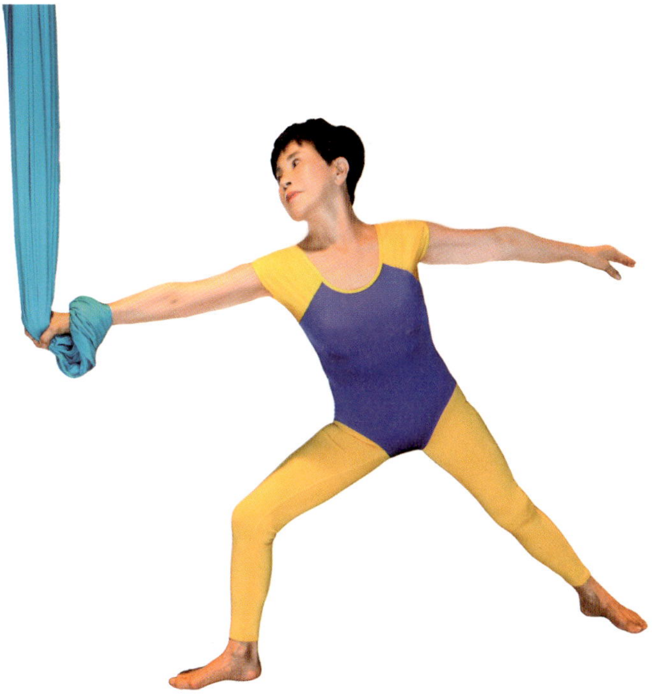

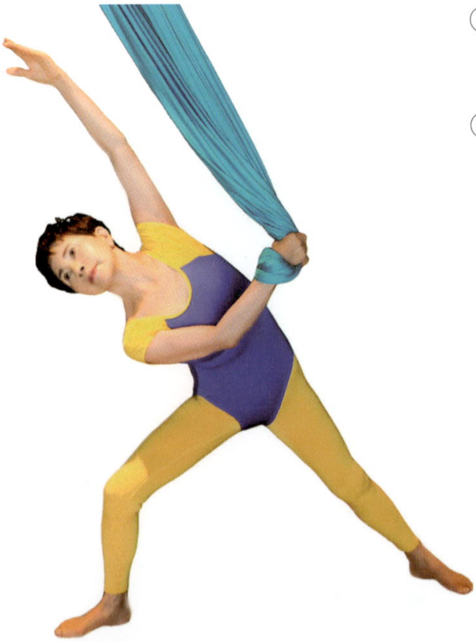

③ 해먹을 잡고 있던 오른손은 왼쪽으로 보내면서 해먹을 팽팽하게 해준다,

④ 왼손은 귀 옆으로 붙여주어 상체를 오른쪽으로 기울여 다리부터 손끝까지 일자로 만들어준다. 시선은 오른쪽을 바라본다.

①~④번 동작을 연결하여 10-15초간 유지

◉ 발목, 관절 및 하체 근력 강화 운동

◉ 몸통 측면 스트레칭 운동

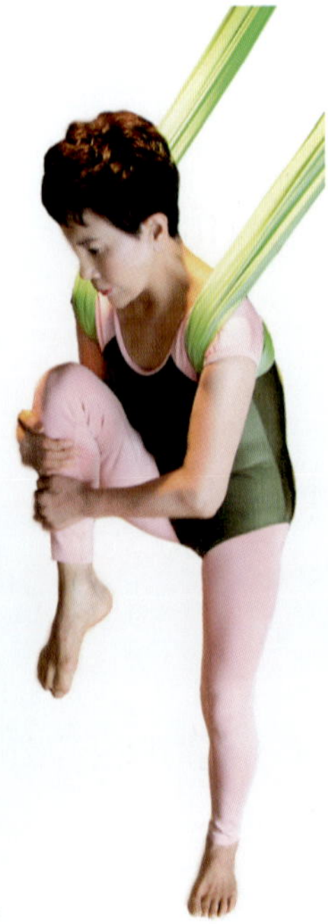

3) 몸통에 해먹을 걸고

① 양 팔은 아래로 뻗고 상체를 둥글게 말아 척추를 이완한다. 양 손으로 정강이를 감싸, 무릎을 복부쪽으로 당긴다.

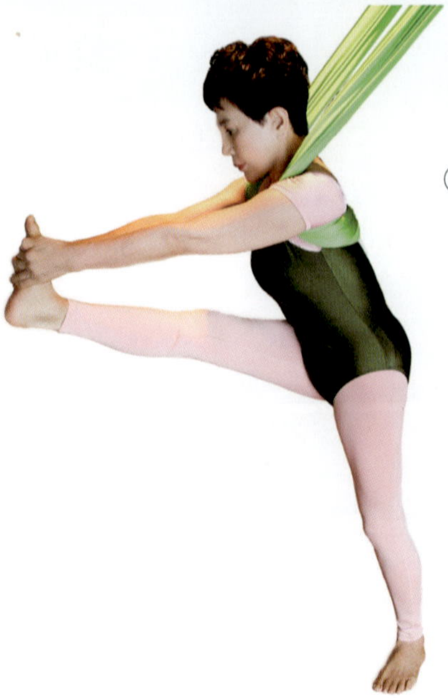

② 굽혔던 다리를 양 손으로 발을 잡고 앞으로 펴준다.

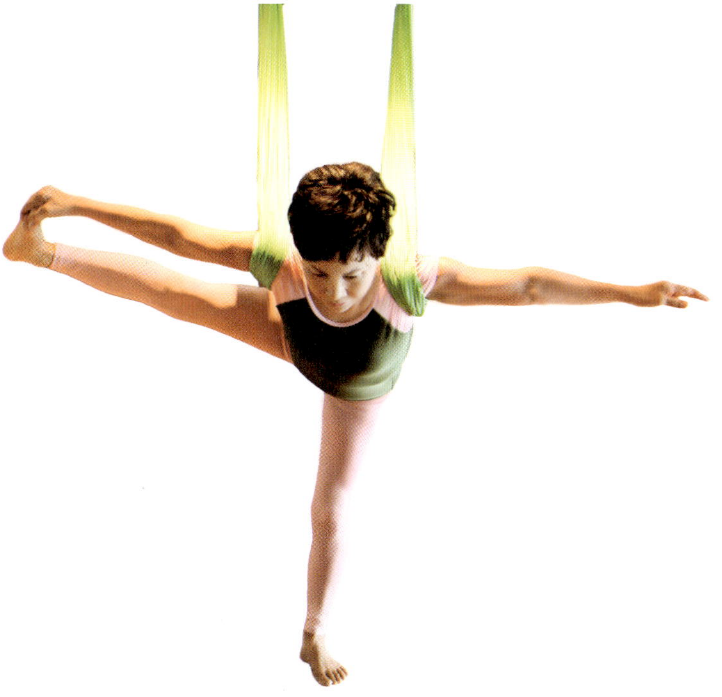

③ ②번 동작에서 앞으로 핀 다리를 복부에 힘을 주면서 오른손으로 오른발 끝을 잡은 채, 오른 다리를 골반 높이만큼 들어 올린다. 이때 무게 중심을 앞으로 이동하면서 팔, 다리, 상체가 일직선이 되도록 스트레칭 해준다.

이상의 동작을 10-15초간 유지하면서, ①~③번 동작을 연결해서 한다. 반대편도 실시한다.

◉ **하체 강화, 엉덩이 근육 스트레칭, 척추 스트레칭**

◉ **균형 감각 증진 운동**

4) 발목에 해먹을 걸고

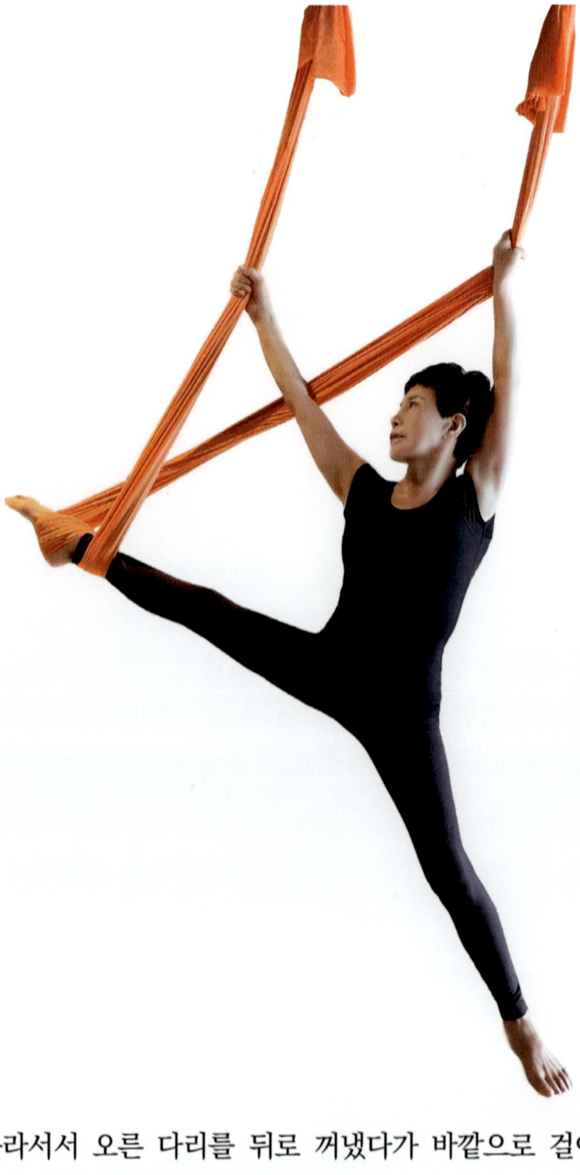

① 해먹 위에 올라서서 오른 다리를 뒤로 꺼냈다가 바깥으로 걸어 발 날에 해먹을 두고, 무릎을 펴 다리를 옆으로 완전히 뻗는다.

② 왼다리는 앞으로 꺼내 바닥을 밟고 두 어깨도 앞으로 꺼내어 오른다리를 옆으로 뻗어 허벅지 내전근 스트레칭을 해준다. (10-15초간 유지)

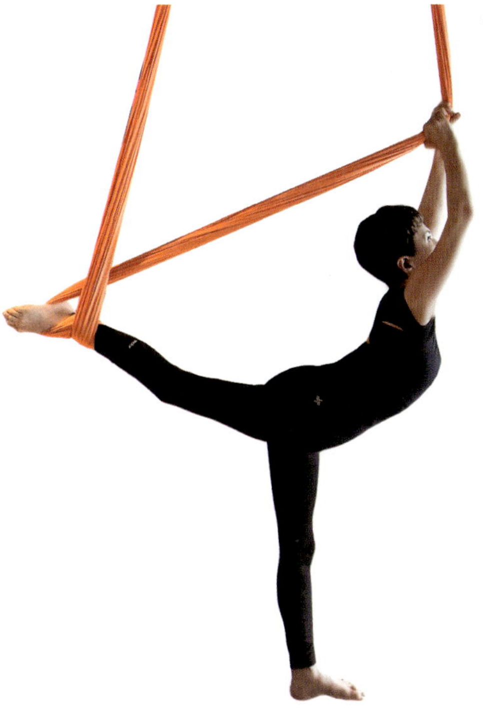

③ 양손 윈 해먹을 리버스 그립(엄지가 아래쪽으로 가게끔 잡는 방법)으로 잡고 왼발 끝과 몸통 끝을 왼쪽으로 돌려 스트레칭한다.
(10-15초간 유지)

- 다리 스트레칭 및 어깨 관절 회전 운동
- 척추 후굴 강화 운동

5) 서해부에 해먹을 걸고

① 서해부에 해먹을 걸고 상체를 숙여 선 자세에서 출발한다.

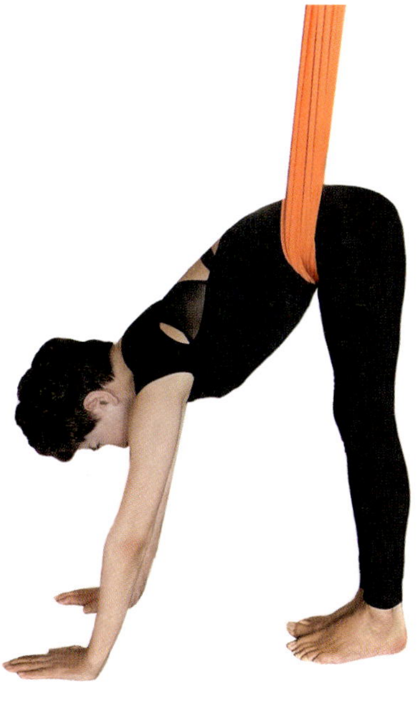

② 몸통을 오른쪽으로 돌려 왼팔은 오른발목을 잡고 오른 손을 천장쪽으로 뻗어 해먹을 멀리 잡는다.

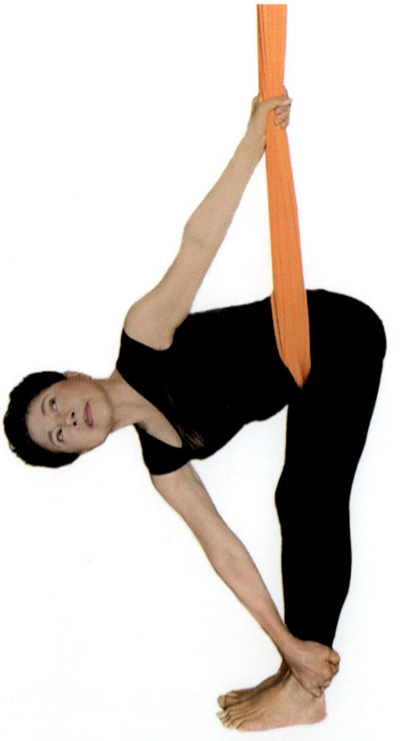

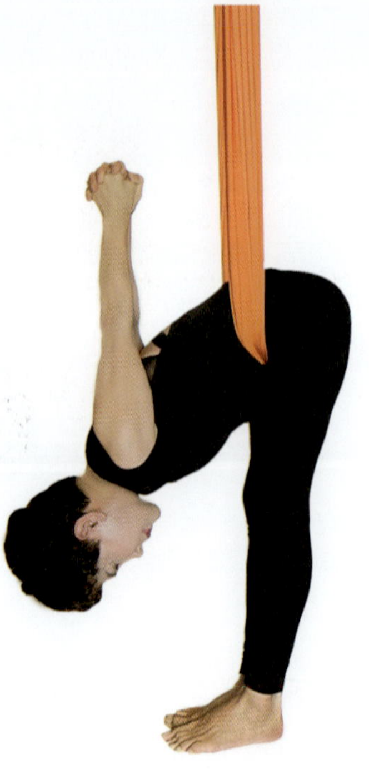

③ 정면을 바라보며 양팔을 엉덩이 뒤로 보내 깍지를 끼고, 손바닥을 붙인다.

④ 두 팔을 가능한 바닥 쪽으로 내려 자세를 완성한다. 각 동작을 10-15초간 유지하면서 ①~④번 동작을 연결해서 실시한다. 반대쪽도 실시

◉ **어깨 스트레칭 및 확장 운동**

◉ **하체 강화 운동**

11. 공중에서의 동작 (Aerial Movement)

서서하는 자세(Standing Poses)

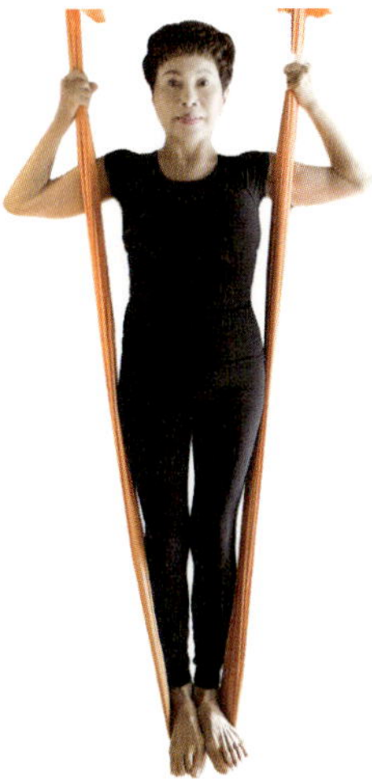

산 자세(Flying Mountain Pose)

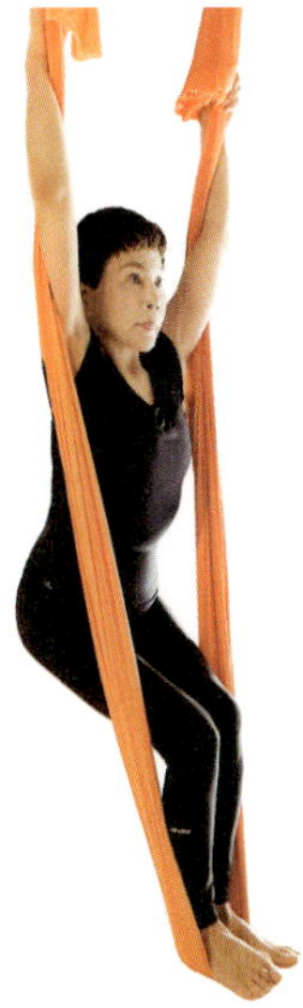

의자 자세(Flying Chair Pose)

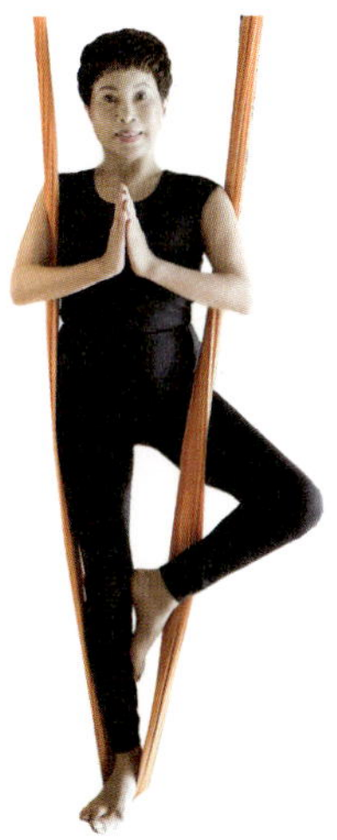

나무 자세(Flying Tree Pose)

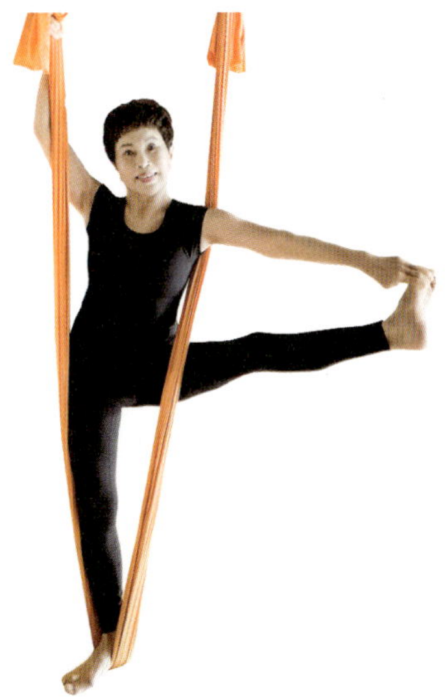

한 다리 들고 선 자세
(Flying Big Toe Hold Pose)

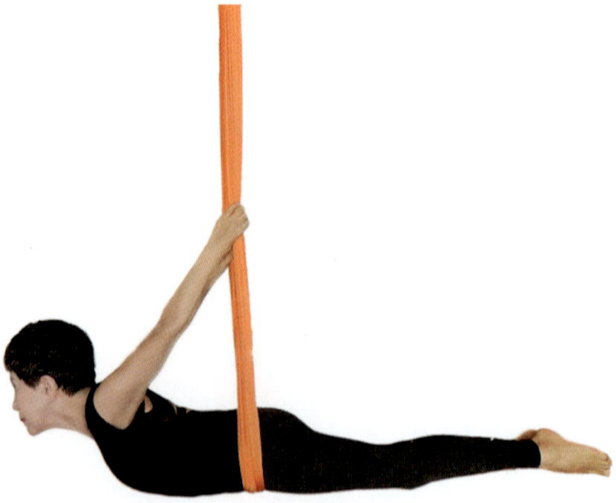

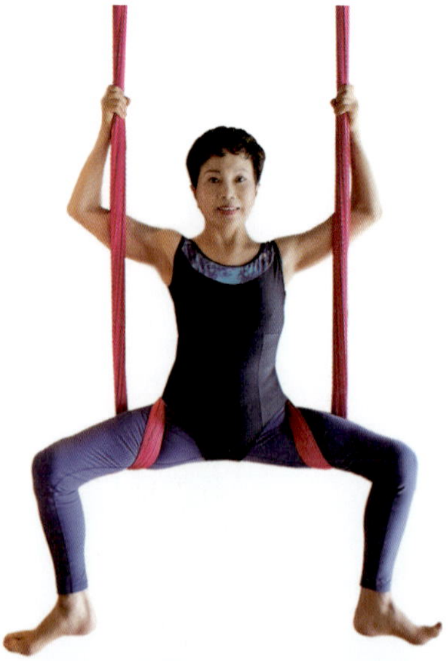

메뚜기 자세(Flying Locust Pose)

개구리 자세(Flying Frog Pose)

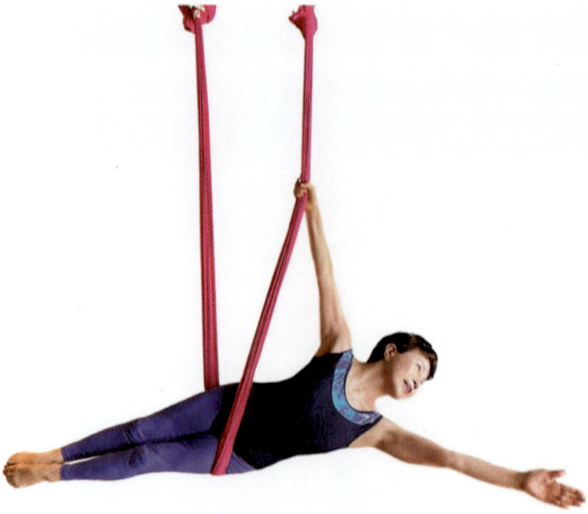

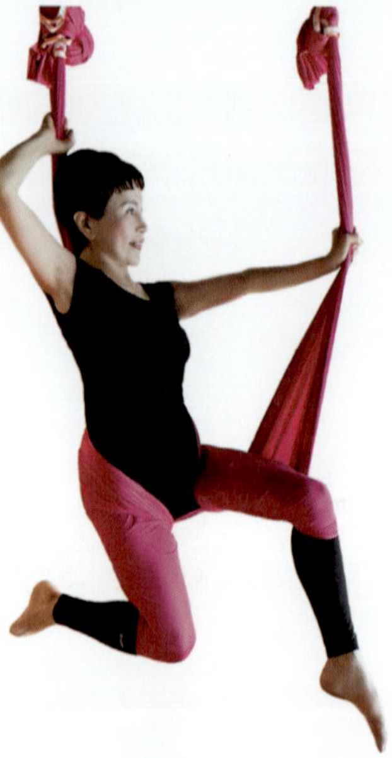

사이드 플랭크 자세(Flying Side Plank Pose)

큐피드 자세(Flying Cupid Pose)

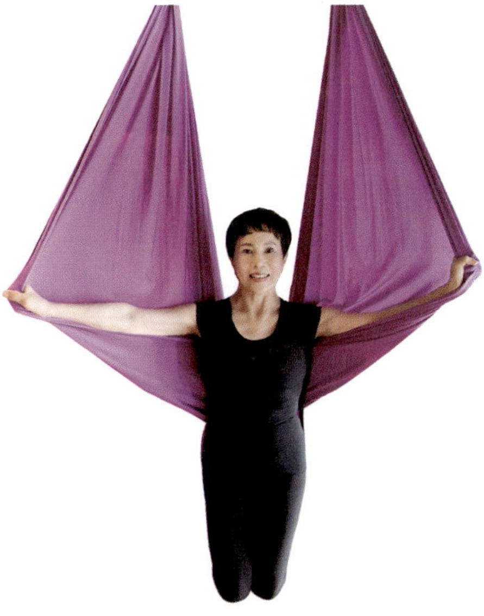

무릎 꿇은 나비 자세 (Flying Kneeing Butterfly Pose)

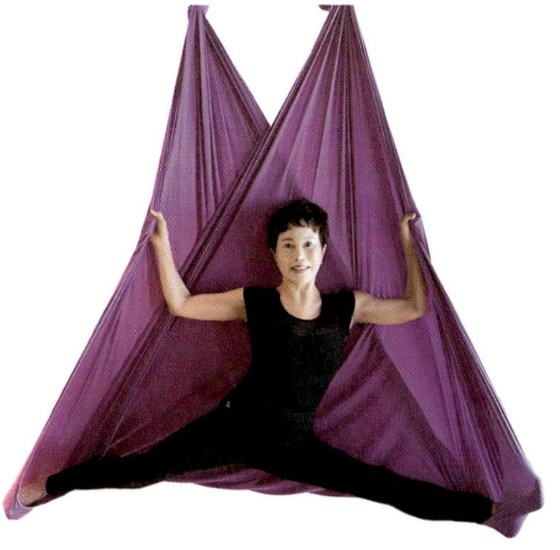

원숭이 자세(Flying Monkey Pose)

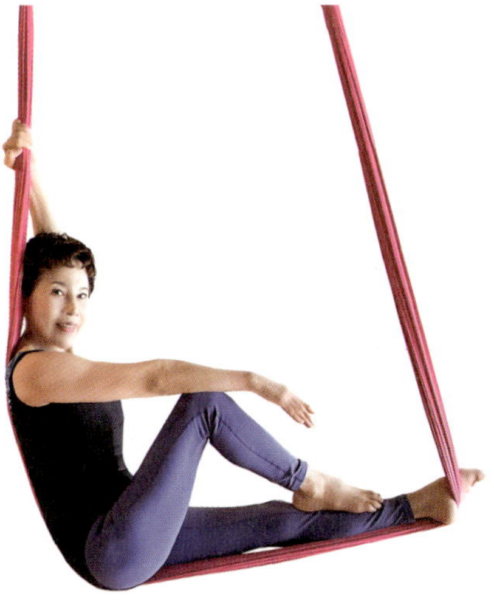

판자 자세(Flying Man In The Moon Pose)

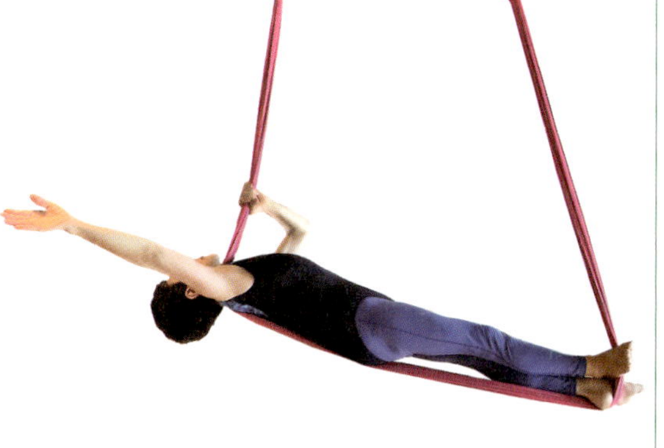

관 자세(Flying Coffin Pose)

준비자세

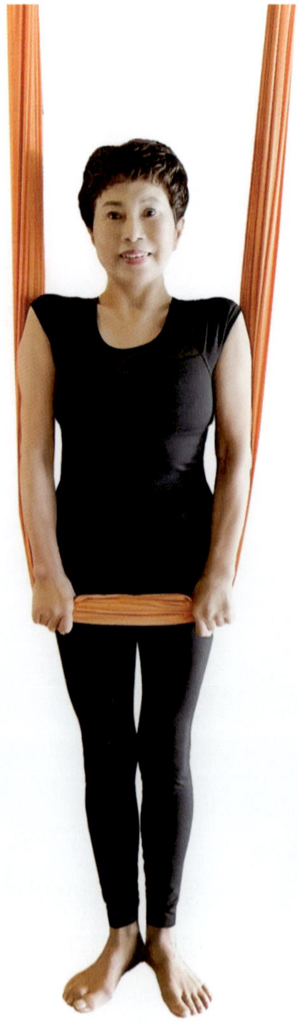

◉ 해먹의 높이

① 해먹을 밧줄처럼 말아서 몸 앞에 두고 골반 너비만큼 넓게 해먹을 잡는다.

② 뒤꿈치를 들고서 엄지손가락은 몸에 붙도록 해먹 안쪽에 넣고 손바닥으로 강하게 누른다.

③ 해먹을 높이 설치하면 더욱 도전적인 포즈를 만들 수 있으며, 거꾸로 포즈 때 머리가 마룻바닥에 닿는 것을 예방할 수 있다.

1) 산 자세(Flying Moutain Pose)

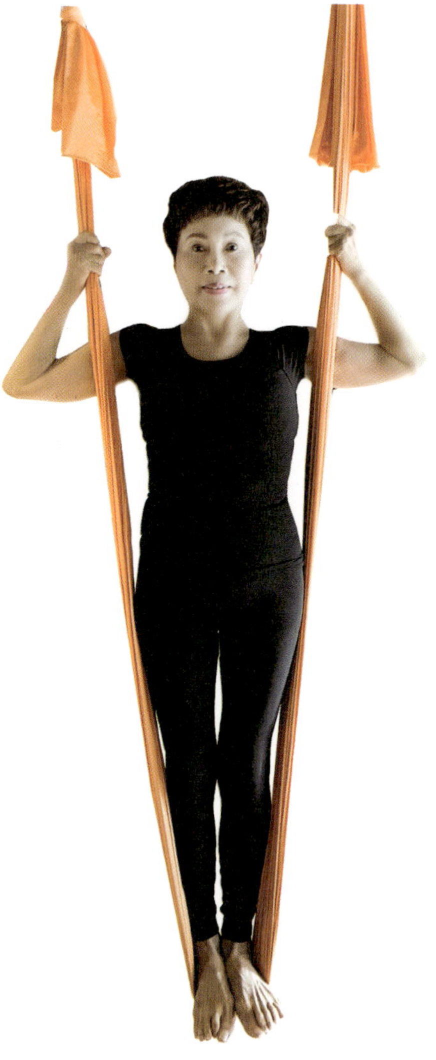

① 해먹 뒤에 서서 해먹의 높은 곳까지 손을 뻗어 잡는다.

② 한 발을 해먹 중간에 놓고 밟고 올라 선다.

③ 두 발을 평평하게 서서 산 자세를 한다.

* 몸을 바로 세우면 많이 흔들리는 것을 줄일 수 있다.

◉ **발바닥 지압 효과**

2) 의자 자세(Flying Chair Pose)

① 산 자세에서 시작한다.

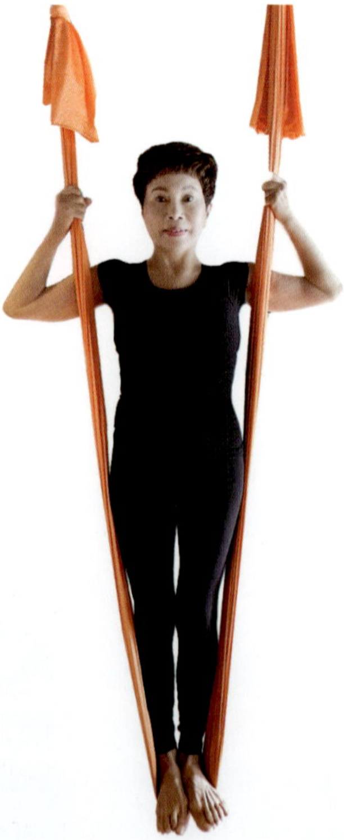

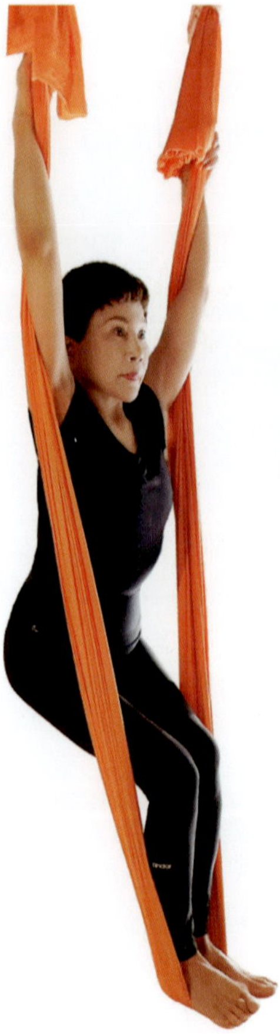

② 무릎을 구부려 엉덩이를 뒤로 빼고, 팔은 위로 뻗어 척추를 길게 유지한다. 이때 골반은 중립 상태이다.

③ 양팔은 해먹 바깥쪽으로 돌려 해먹 위쪽을 손으로 잡는다.

◉ **팔 근육 강화, 척추 스트레칭 운동**

3) 나무 자세(Flying Tree Pose)

① 산 자세에서 시작한다.

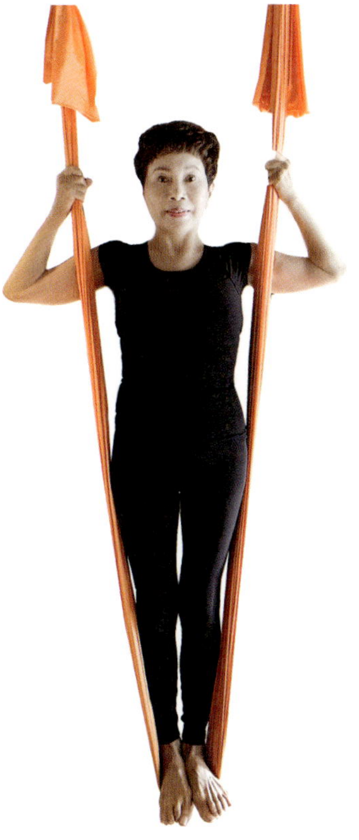

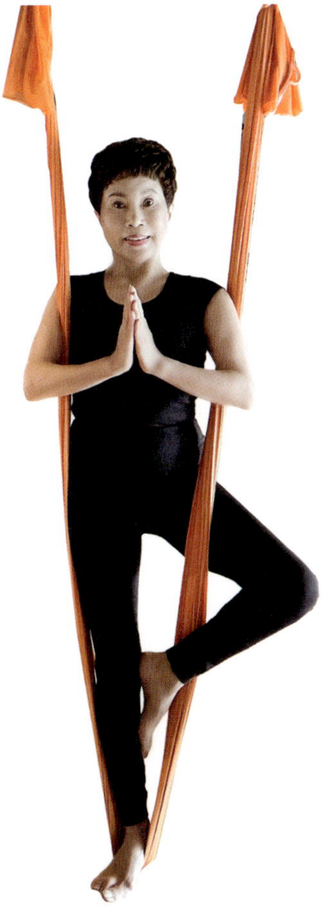

② 오른발에 체중을 싣고 왼쪽 어깨를 해먹 앞쪽으로 가져온다.

③ 무릎을 굽혀 앞으로 가져와 앞쪽에서 오른쪽 종아리까지 누른다.

④ 왼쪽 어깨를 해먹 뒤로 유지하고 양 손을 앞으로 모은다.

* 다리를 들어 나무자세를 취할 때 척추를 곧게 세우고 골반이 한쪽으로 기울어지지 않게 한다.

◉ **발바닥 지압 효과, 종아리 뒷면 스트레칭**

4) 한 다리 들고 선 자세(Flying Big Toe Hold Pose)

① 왼발 나무 자세에서 시작한다.

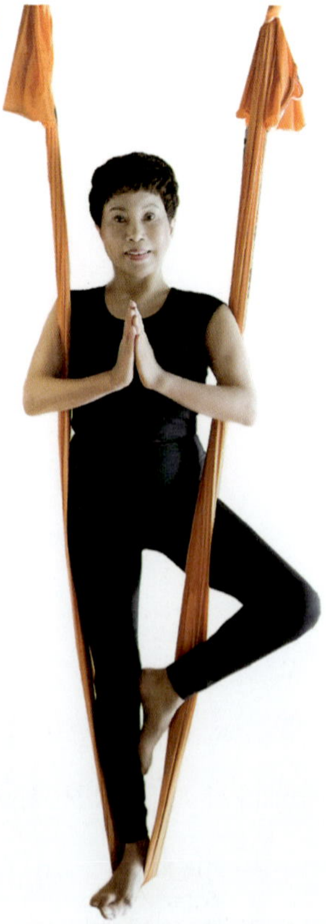

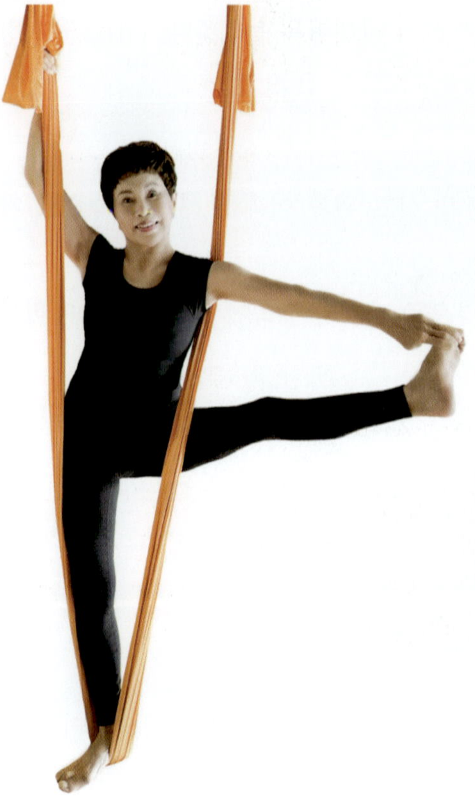

② 오른손으로 해먹을 잡고 왼쪽 다리를 옆으로 들어올린다.

③ 왼손의 세 개 손가락으로 엄지발가락을 잡아 뻗는다.

④ 이 때, 척추를 곧게 세우고 무릎을 최대한 펴서 자세를 완성한다.

◉ **다리 스트레칭 및 골반 열기, 다리 강화 운동**

5) 나비 자세(Flying Butterfly Pose)

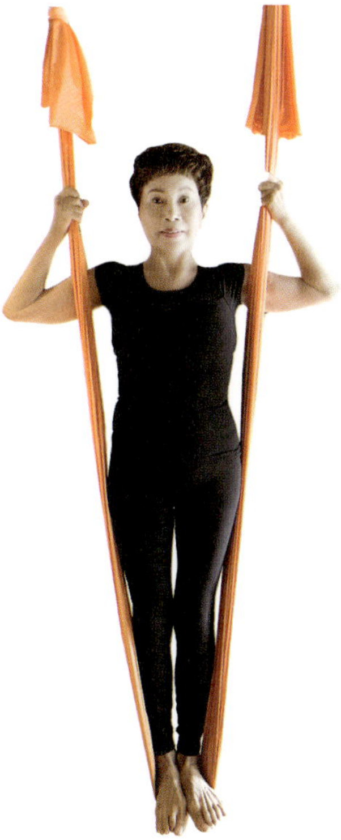

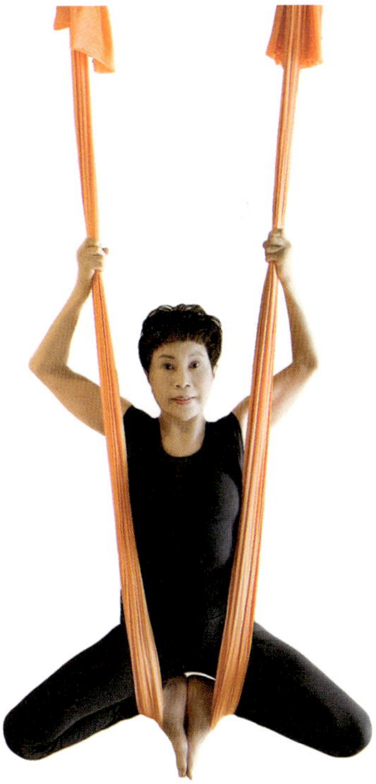

① 산 자세에서 시작한다.

② 두 무릎을 구부려 자세를 낮추어 발바닥을 모은다.

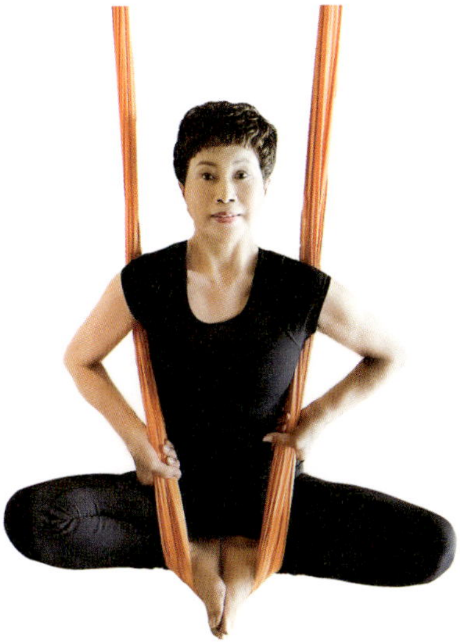

③ 해먹 뒤로 무릎을 접으면서 해먹 앞으로 어깨를 가져온다.

④ 허리 옆에 있는 해먹을 잡거나 합장을 할 수도 있다.

◉ 골반 열기와 어깨 확장, 팔 힘 강화 운동

6) 메뚜기 자세(Flying Locust Pose)

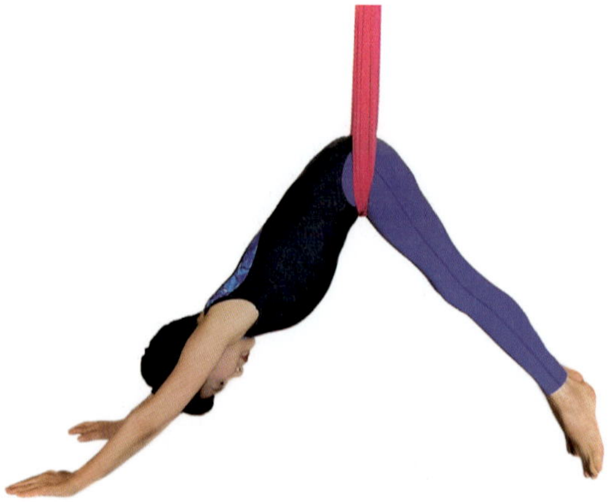

① 엎드린 강아지 자세에서 시작한다.

② 양팔을 어깨보다 더 위로 올려 손바닥이 위를 향하게 잡는 리버스 그립으로 잡는다.

③ 두발을 바닥에서 떼어 양다리를 뒤로 쭉 뻗어 모은 자세로 메뚜기 자세를 취한다.

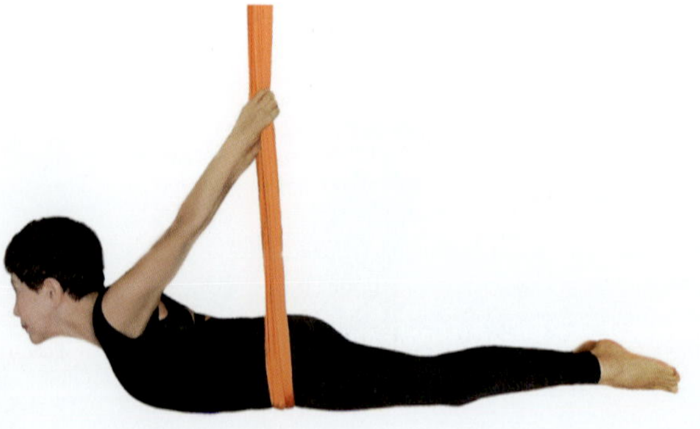

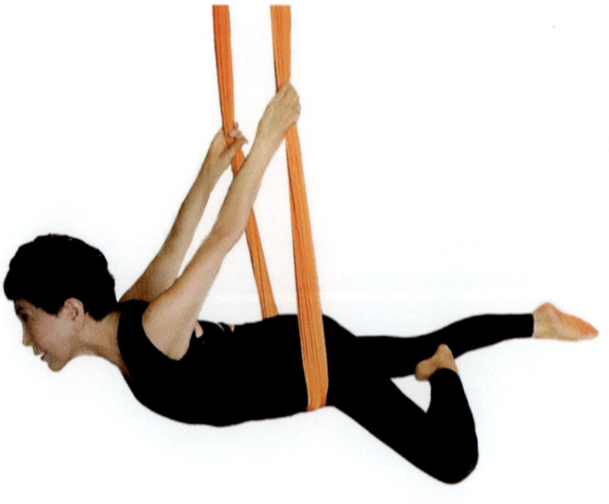

④ 한 다리의 무릎을 구부려 펴있는 다리의 무릎에 올려 더 크게 스윙을 만들 수 있다.

◉ 어깨와 가슴 확장 운동

7) 사이드 플랭크 자세(Flying Side Plank Pose)

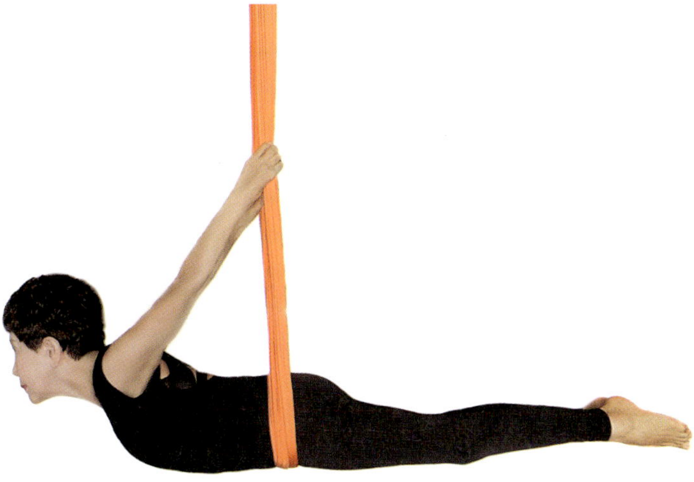

① 메뚜기 자세에서 시작한다.

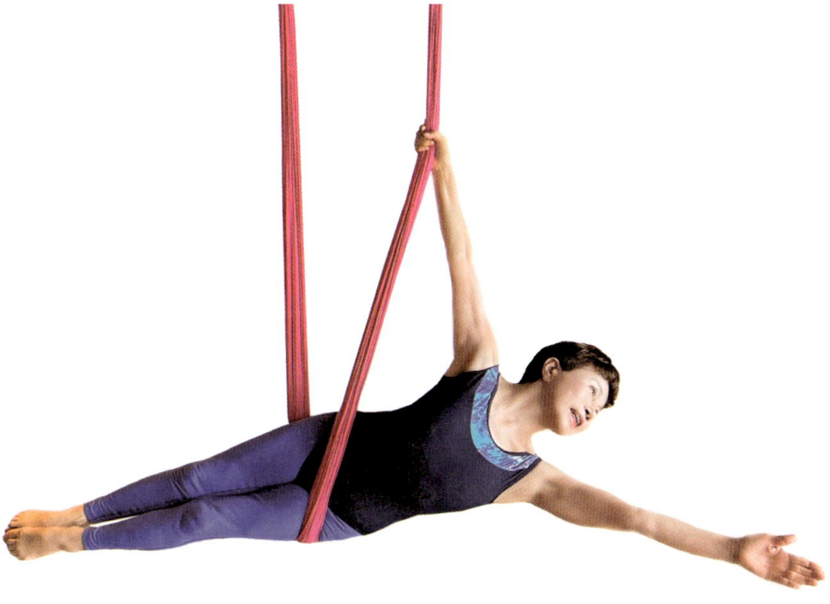

② 해먹 위쪽으로 왼손을 뻗고 몸이 일직선이 되도록 왼쪽 엉덩이를 들어올린다.

③ 오른팔은 바깥쪽으로 뻗으면서 발끝은 포인한다.

◉ **균형 감각 및 순발력, 전신 스트레칭 운동**

8) 개구리 자세(Flying Frog Pose)

거꾸로 개구리 자세에서 시작한다.

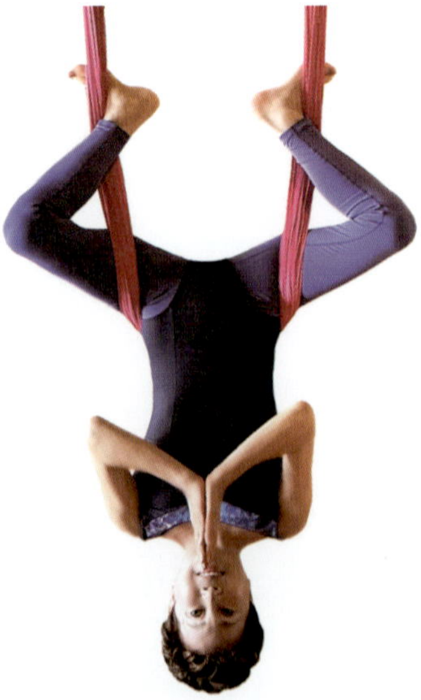

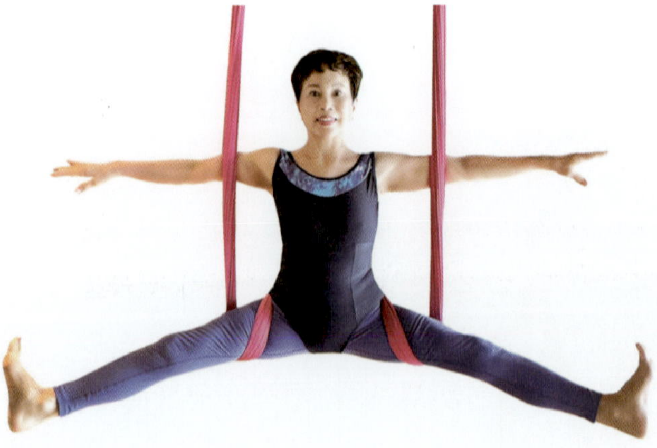

① 다리를 해먹에 감싼 상태로 유지하면서 손을 앞으로 뻗어 해먹 위까지 닿게 한다.

② 손을 사용하여 몸을 똑바로 세우면서 다리를 좌우로 벌려 스트래들 자세를 취한다.

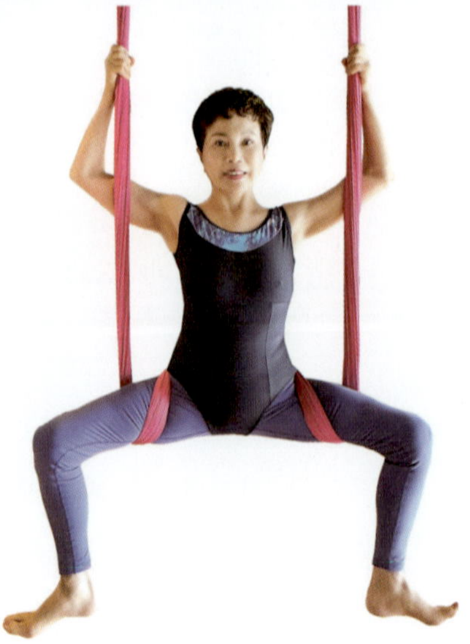

③ 발은 서로 멀어지게 하고 무릎을 굽혀 flex한다.

◉ 다리 스트레칭 및 균형 감각 증진

9) 큐피드 자세(Flying Cupid Pose)

① 무릎까지 해먹을 덮은 파우치 랩에서 시작한다.

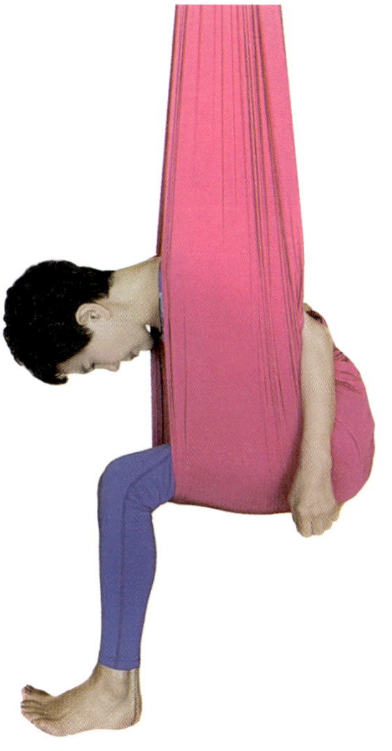

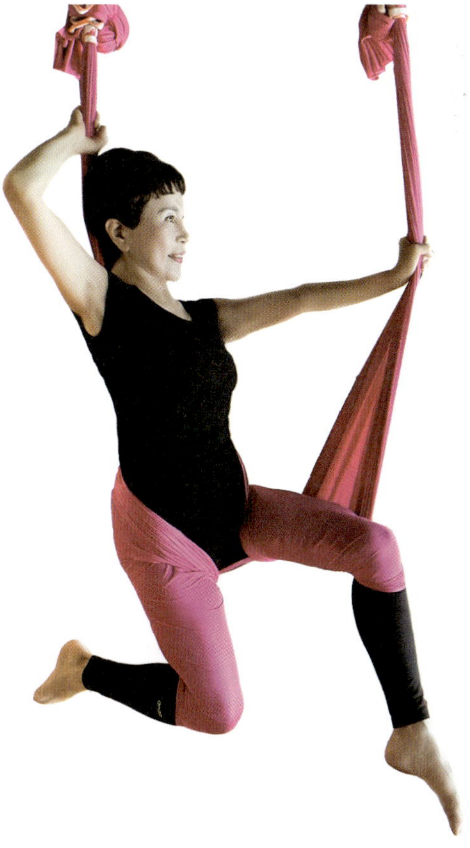

② 양손 가슴 옆 해먹을 잡고 두 다리를 V자로 크게 넓혀 뒤로 누우며 발목을 걸고 올라와 의자 자세를 취한다.

③ 몸통을 왼쪽으로 돌림과 동시에 왼무릎을 위로 세우고 오른 해먹이 엉덩이 골 사이 위치에 있으면서 오른쪽 어깨를 앞으로 꺼내 리버스 그립으로 잡는다.

④ 왼손은 어깨 높이 해먹을 잡아 뻗는다.

10) 무릎 꿇은 나비 자세 (Flying Kneeing Butterfly Pose)

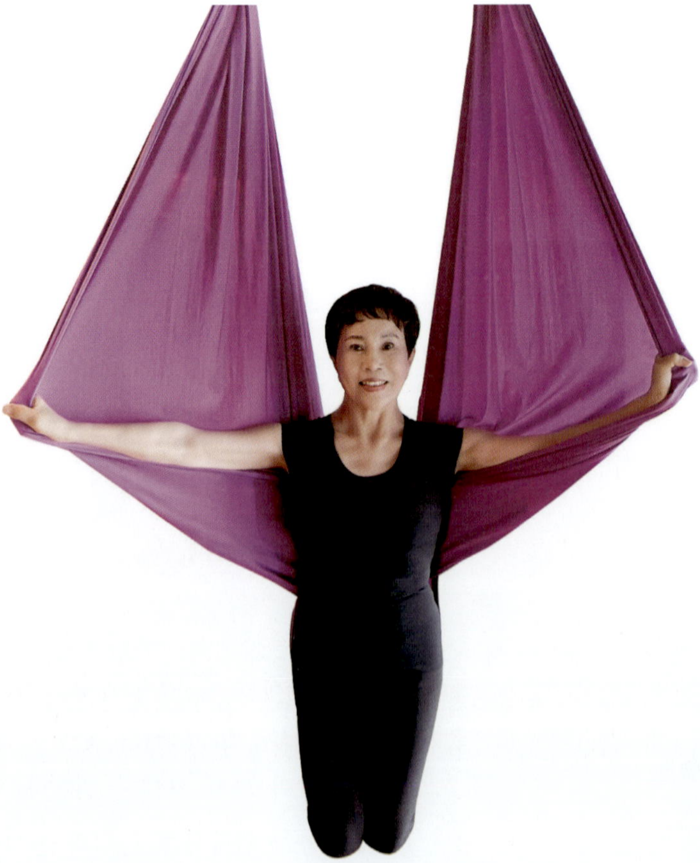

① 산 자세에서 시작한다.

② 해먹을 펼쳐 밟는다.

③ 무릎이 덮힐 정도의 해먹 여유를 두고 양손 얼굴 옆 해먹을 잡아 무릎 꿇은 자세로 앉는다.

③ 몸통 뒤쪽에 있던 해먹 끝자락을 찾아 옆으로 뻗어 날개처럼 펼쳐준다.

④ 몸의 균형이 앞으로 쏠리지 않게 척추를 바르게 세우고 해먹에 기대듯 날개 뼈 후면부를 해먹에 잘 붙인다.

◉ **균형 감각 및 척추 바로 세우기**

11) 원숭이 자세 (Flying Monkey Pose)

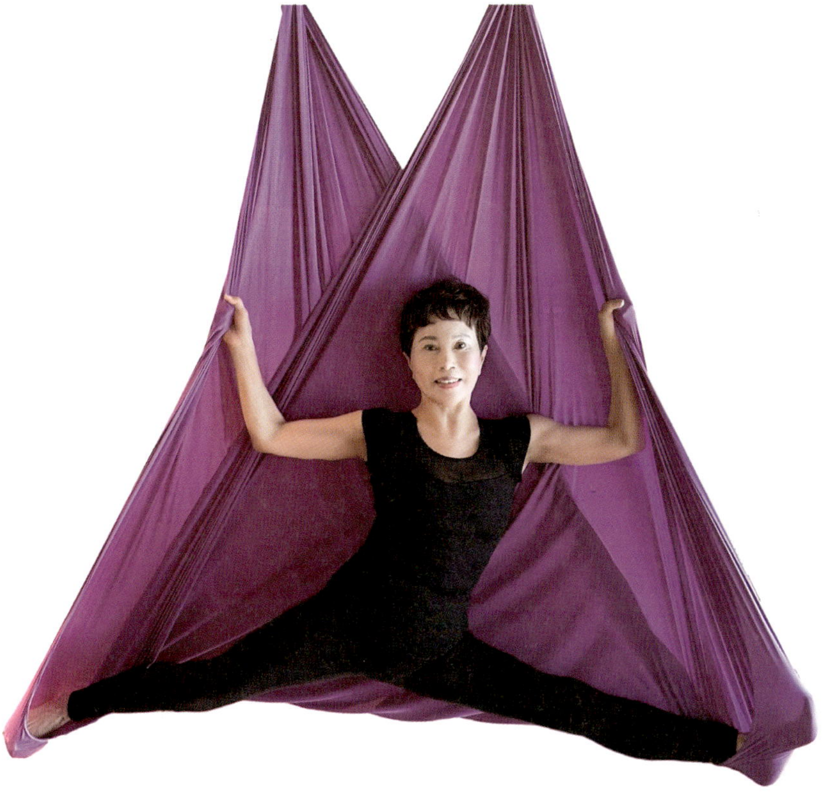

① 산 자세에서 시작한다.

② 해먹을 펼쳐 밟는다.

③ 왼발이 해먹 앞쪽을 밟고 오른손이 오른 엉덩이 뒤쪽 해먹을 잡아 옆으로 펼쳐내 오른 발목까지 넣어 밟는다.

③ 두 다리를 옆으로 넓히고 한 팔씩 앞으로 꺼내 해먹의 가장 바깥 끝자락을 단단하게 잡는다.

④ 한쪽으로 골반을 회전하여 고관절을 이완시킨다.

◉ **다리 스트레칭 및 고관절 운동**

12) 판자 자세 (Flying Man In The Moon Pose)

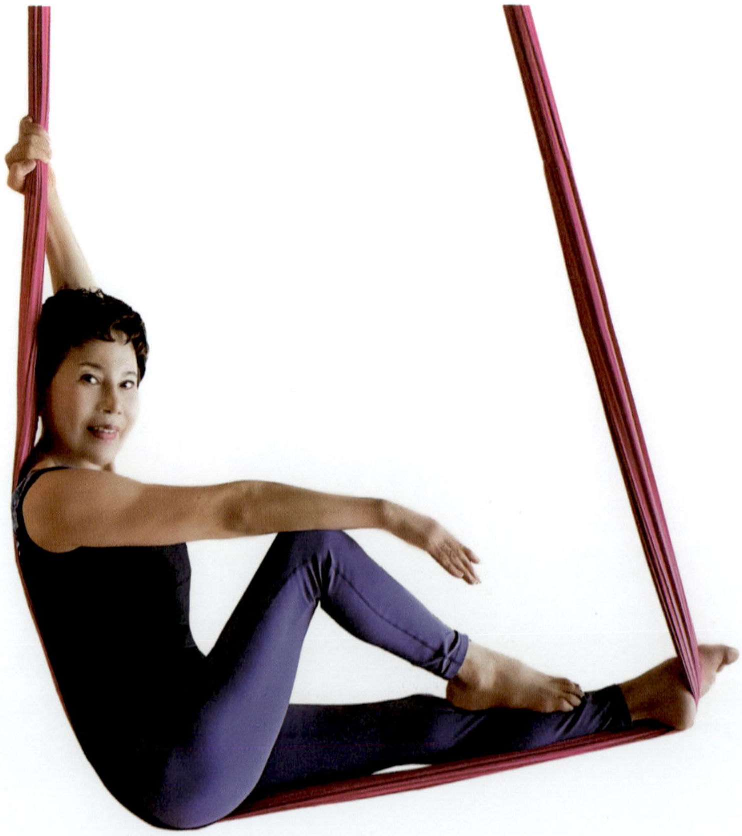

① 산 자세에서 시작한다.

② 오른쪽 해먹에 등을 대고 오른팔을 해먹 밖으로 꺼내 머리 위의 해먹을 잡고 자세를 점차 낮춰가며 왼발을 쭉 피고 해먹 위에 앉는다.

③ 오른발을 왼발 위에 올려 놓는다.

◉ 균형 감각 및 복부 강화 운동

13) 떠있는 관 자세 (Flying Coffin Pose)

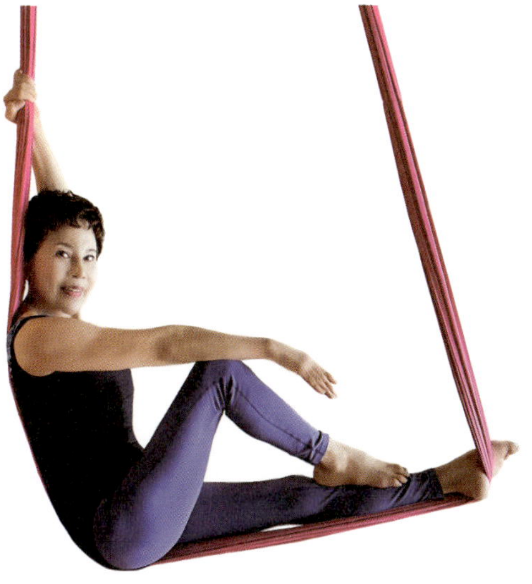

① 판자 자세에서 시작한다.

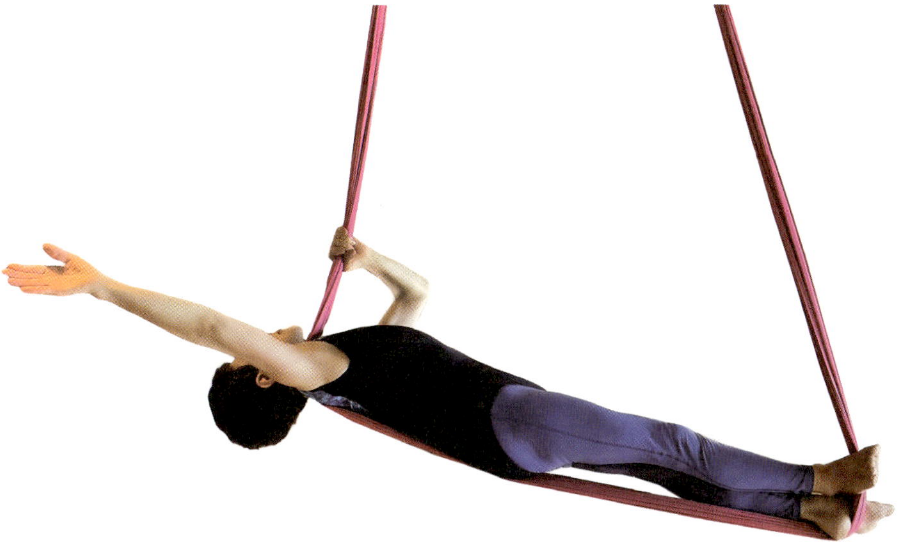

② 머리를 해먹보다 왼쪽으로 보내서 오른쪽 어깨에 해먹이 오게 한다.

③ 양손은 등 뒤의 해먹을 리버스 그립으로 잡는다.

④ 천천히 복부에 힘을 주고 엉덩이를 들어 올려 몸통을 일직선으로 만들면서 두 다리를 쭉 펴준다.

⑤ 해먹을 잡고 있던 왼손을 놓아 머리 위로 뻗는다.

◉ 승모근 풀기, 어깨와 팔 힘 강화, 복부 강화

12. 거꾸로 자세 (Flying Inverted Poses)

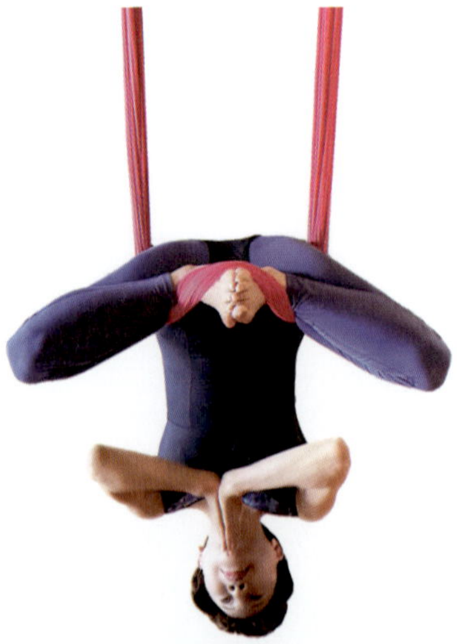

나비 자세(Flying Inverted Butterfly Pose)

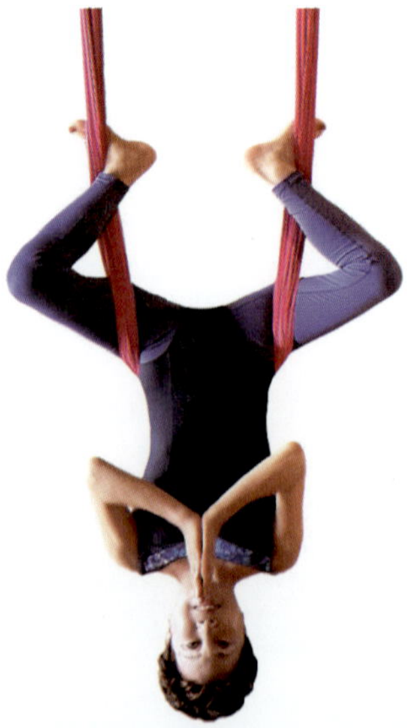

개구리 자세(Flying Inverted Frog Pose)

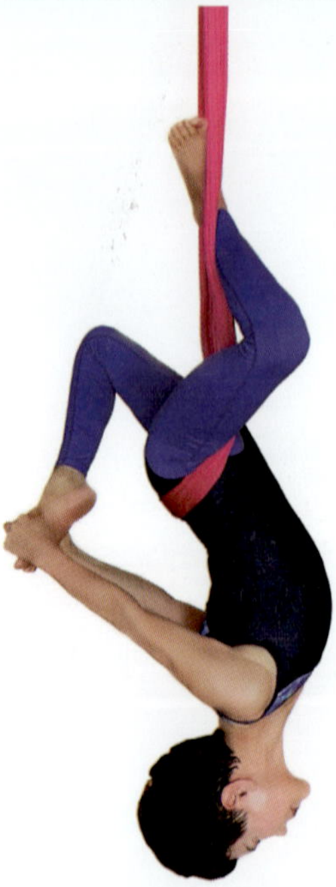

비둘기 자세(Flying Inverted King Pigeon Pose)

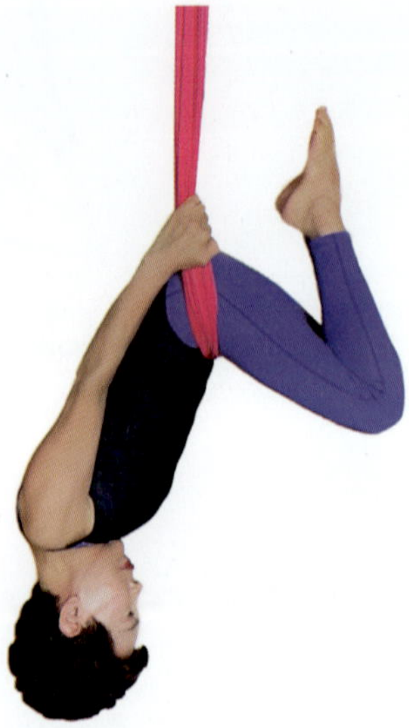

강아지 꼬리 흔들기(Flying Inverted Tail Sway Pose)

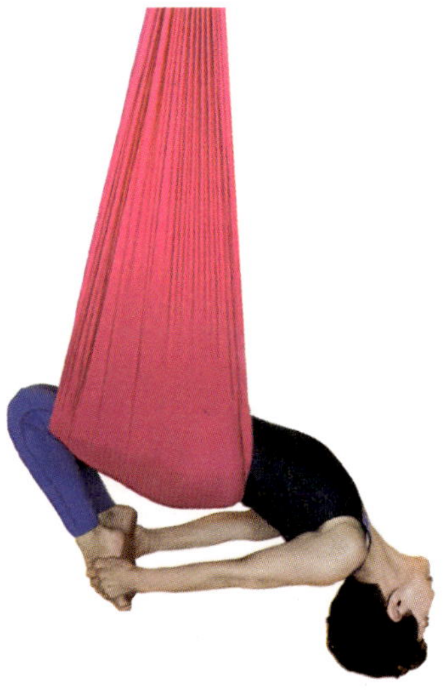

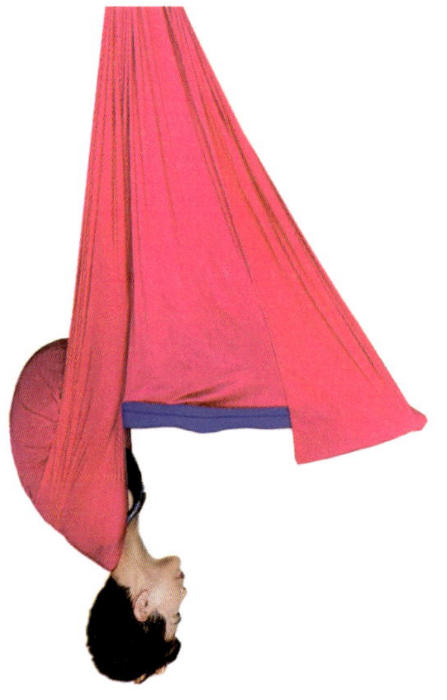

다리 자세(Flying Inverted Bridge Pose)

쟁기 자세(Flying Inverted Plow Pose)

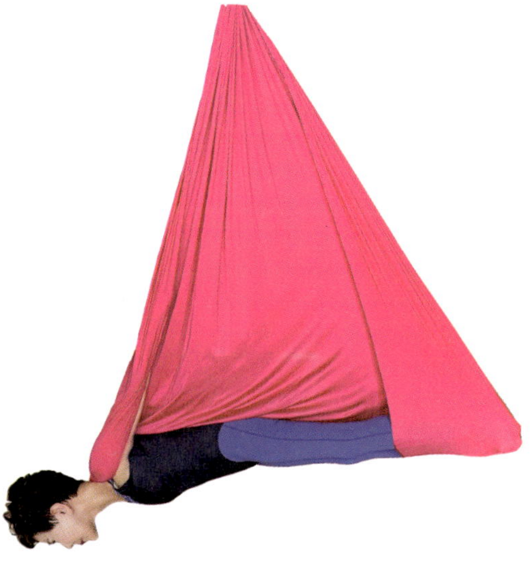

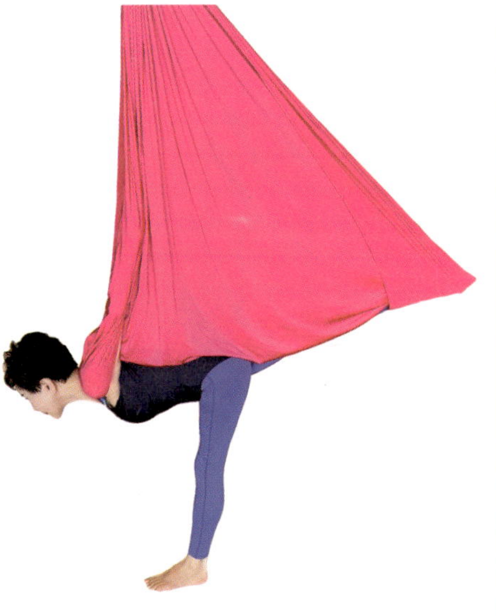

뱀파이어 자세(Flying Inverted Vampire Pose)

전사 자세(Flying Warrior Pose)

1) 거꾸로 나비 자세 (Flying Inverted Butterfly Pose)

① 나비 자세에서 시작한다.

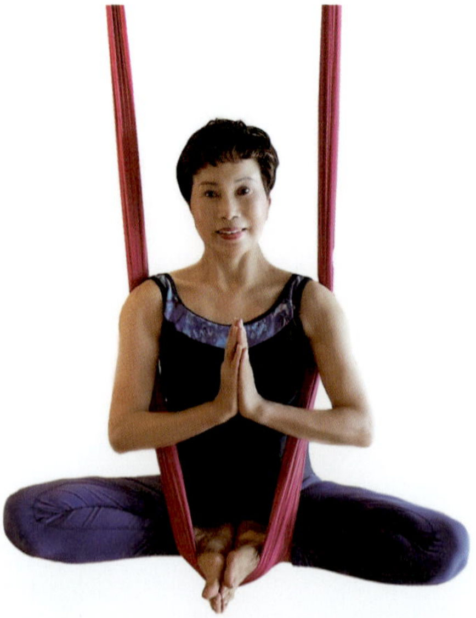

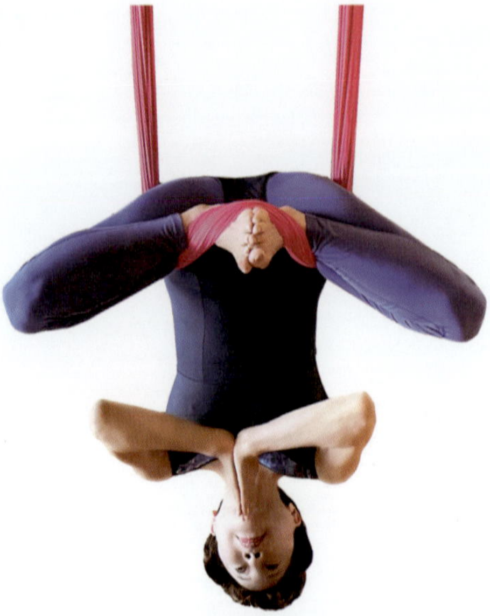

② 상체를 숙이면서 천천히 해먹을 잡고 있는 양손도 골반까지 내려 잡는다.

③ 거꾸로 자세에서 가슴 앞에서 합장 자세를 취한다.

◉ 어깨 확장 및 인버전 효과

2) 거꾸로 개구리 자세 (Flying Inverted Frog Pose)

① 플로팅 스트래들 자세에서 시작한다.

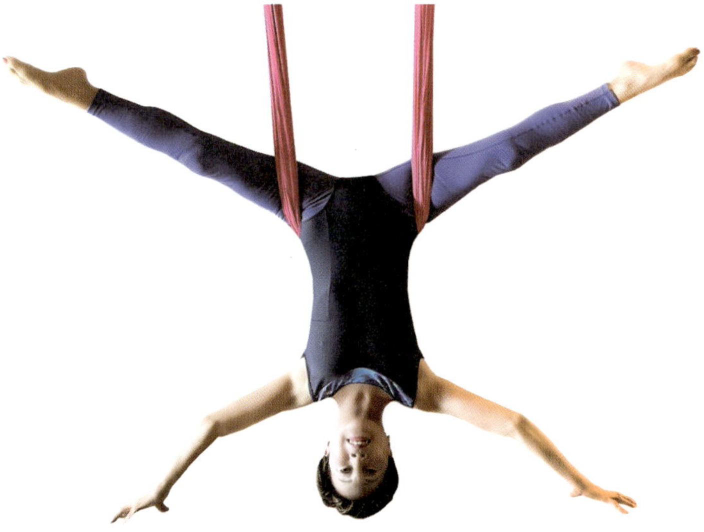

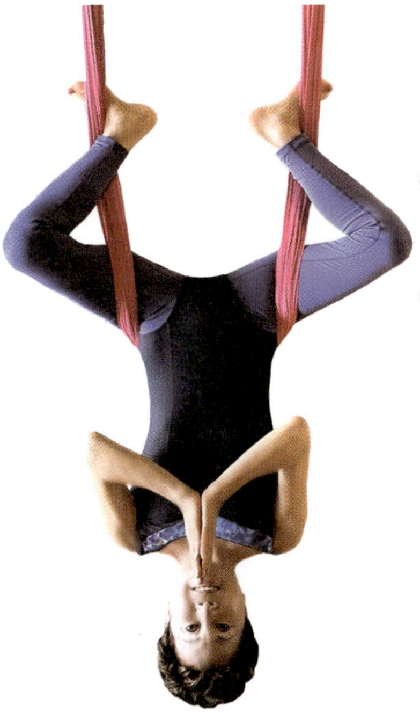

② 두 무릎을 양옆으로 벌려 골반은 열고 꼬리뼈는 안쪽으로 말아준다.

③ 뒷목을 길게 신장시키며, 양손은 가슴 앞에서 합장한다. 해먹에 발을 거는 개구리 자세를 취한다.

④ 척추가 바닥 쪽으로 늘어나게 한다.

◉ 골반 열기 및 인버전 효과

3) 거꾸로 비둘기 자세 (Flying Inverted King Pigeon Pose)

① 거꾸로 개구리 자세에서 시작한다.

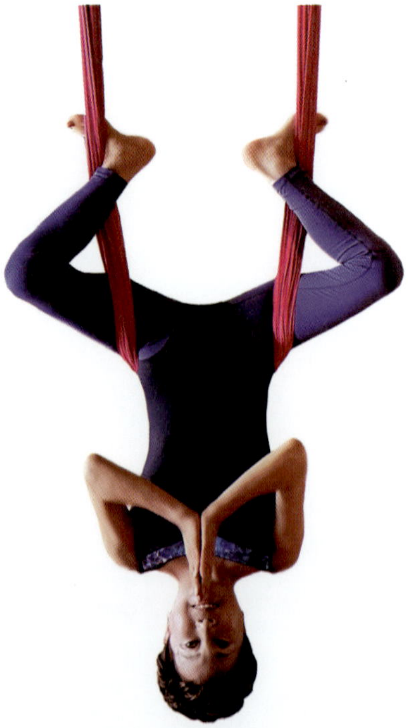

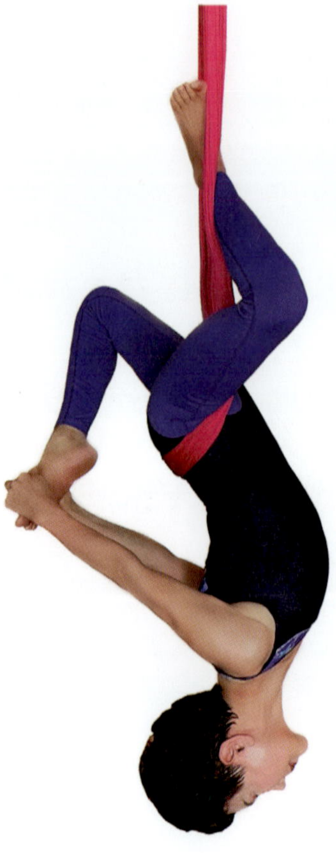

② 한쪽 다리의 무릎을 구부린 채 뒤로 보내고, 양손으로 발등 또는 발목을 잡는다.

③ 발이 몸통으로부터 멀어지도록 뒤로 보내면서 어깨를 열고 얼굴을 젖혀 바닥을 바라보며 거꾸로 비둘기 자세를 취한다.

◉ **척추 후굴 강화와 인버전 효과**

4) 강아지 꼬리 흔들기 자세 (Flying Inverted Tail Sway Pose)

① 공중 엎드린 강아지 자세에서 시작한다.

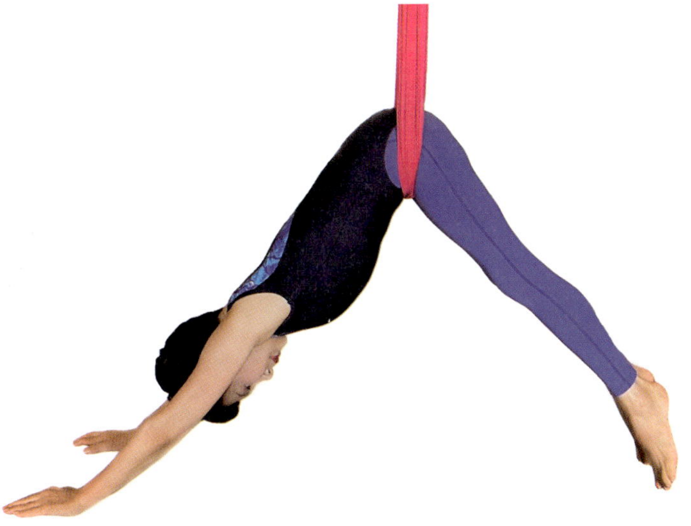

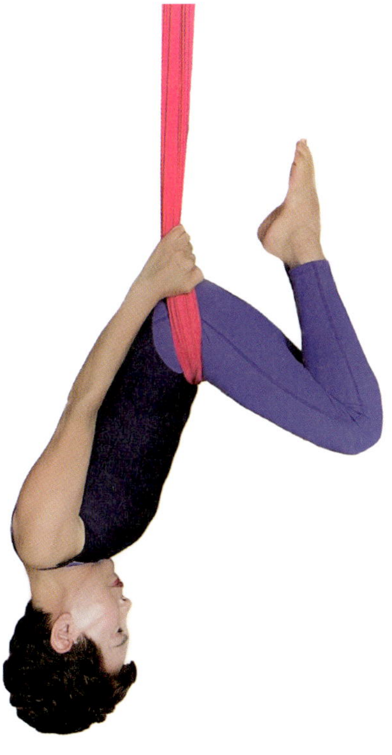

② 두 무릎을 굽혀 허벅지로 누르면서 다리를 들어 올린다.

③ 손은 해먹까지 뻗어 올리고 발끝은 포인한다.

◉ **서해부 마사지로 림프절 자극하여 하체 혈액 순환 촉진**

5) 다리 자세 (Flying Inverted Bridge Pose)

① 플라잉 의자 자세에서 시작한다.

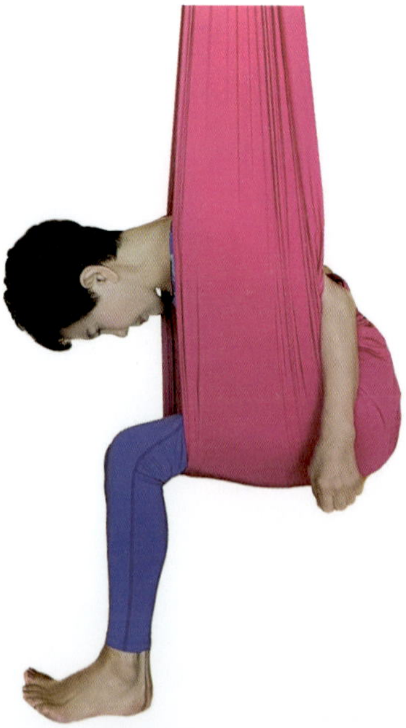

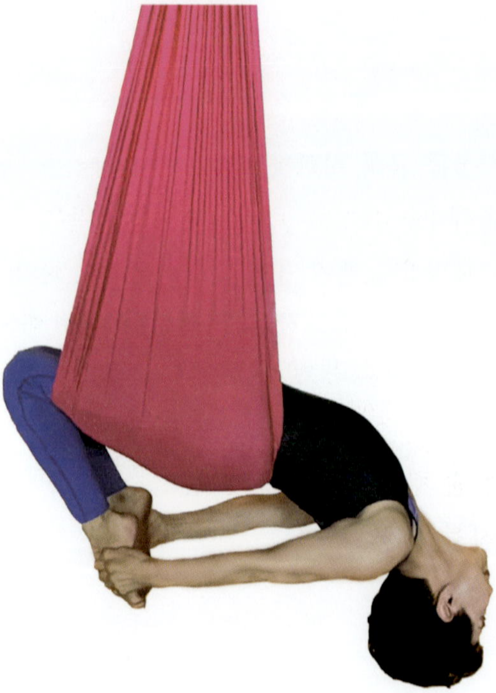

② 양손으로 해먹 끝을 잡으면서 천천히 뒤로 눕는다.

③ 양손을 뒤로 뻗고 무릎을 구부려 발등을 잡는다.

④ 발등과 손의 힘을 서로 반대 방향으로 작용하여 어깨와 가슴을 열어준다.

⑤ 무릎을 접어 아래로 내릴 때 해먹이 느슨해지지 않도록 팽팽한 상태를 유지한다.

◉ **허벅지 앞쪽 근육 이완 및 척추 후굴 강화, 어깨와 팔 힘 강화**

6) 어깨로 서기 자세 (Flying Inverted Shoulder Standing Pose)

① 해먹 안에 앉은 자세에서 시작한다.

② 허리를 곧게 펴고 해먹의 끝자락을 잡아서 해먹이 팽팽해지도록 양팔을 양옆으로 펼친다.

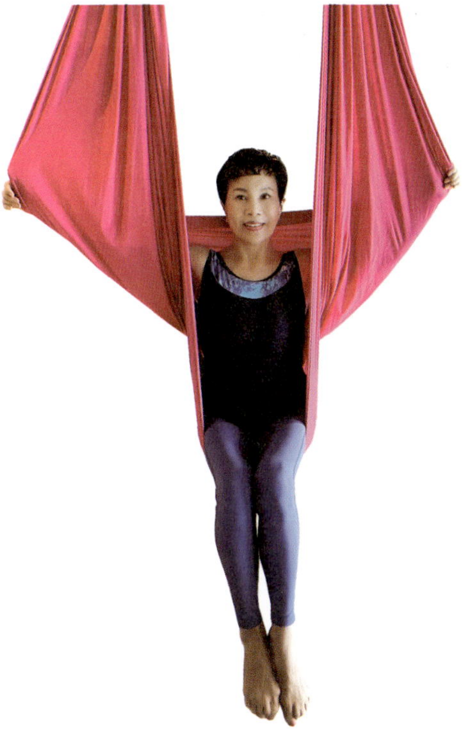

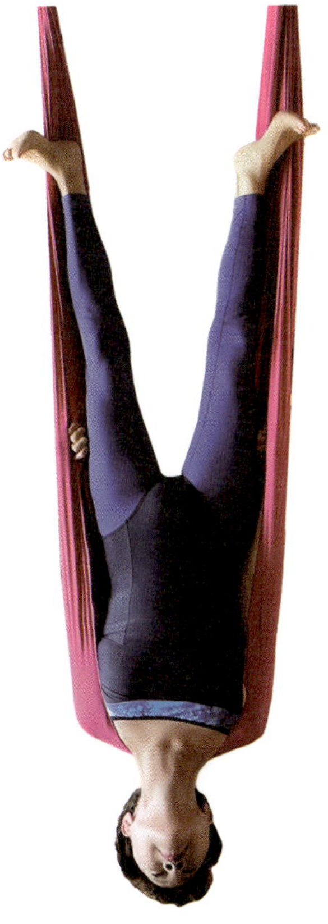

③ 양옆으로 펼친 해먹으로 어깨를 덮고 엄지 손가락은 해먹으로 넣고, 네 개의 손가락으로 해먹 끝자락을 잡아 놓는다.

④ 누운 자세에서 두 발목을 젖혀, 양쪽 발끝을 해먹 평평한 곳에 댄다.

⑤ 발목을 해먹에 댄 채, 천천히 다리를 밀어 올려 허리를 곧게 펴서 자세를 완성한다.

◉ **코어 및 어깨 강화 운동**

7) 쟁기 자세 (Flying Inverted Plow Pose)

어깨 덮기 자세에서 시작하여 천천히 누운 자세에서 시작한다.

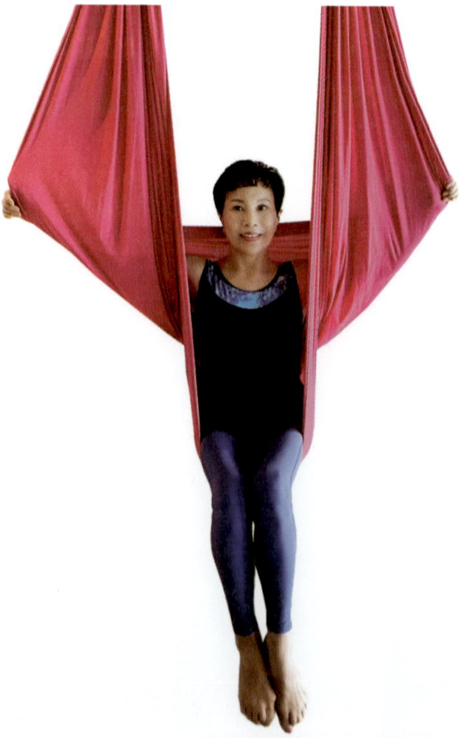

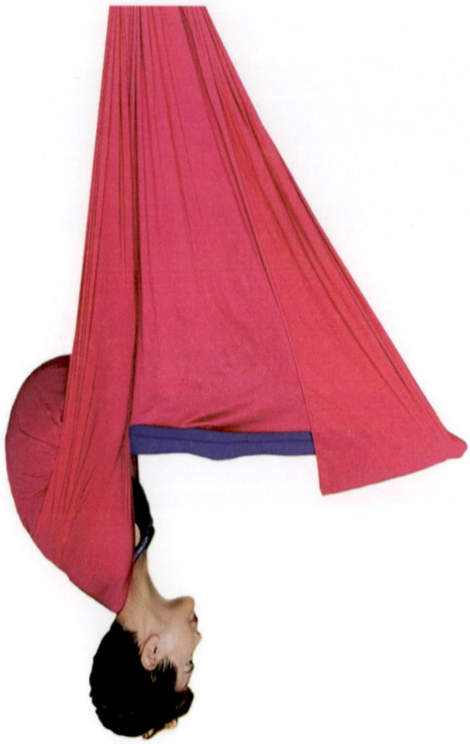

① 두 다리를 해먹 안으로 가져와서 허리와 등쪽에 해먹이 접히지 않게 쭉 펴서 해먹의 앞쪽 끝자락이 두 무릎까지 덮게 한다.

② 엉덩이를 올려 다리를 머리 뒤로 넘겨 쟁기 자세처럼 만든다.

◉ **코어 강화 및 어깨 마사지 효과**

8) 뱀파이어 자세 (Flying Inverted Vampire Pose)

쟁기 자세에서 시작한다.

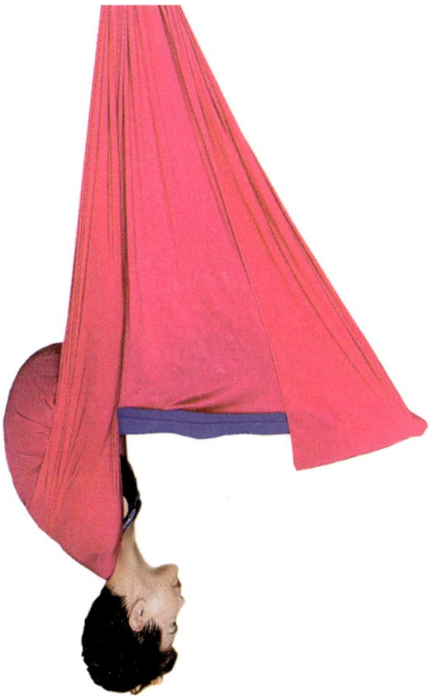

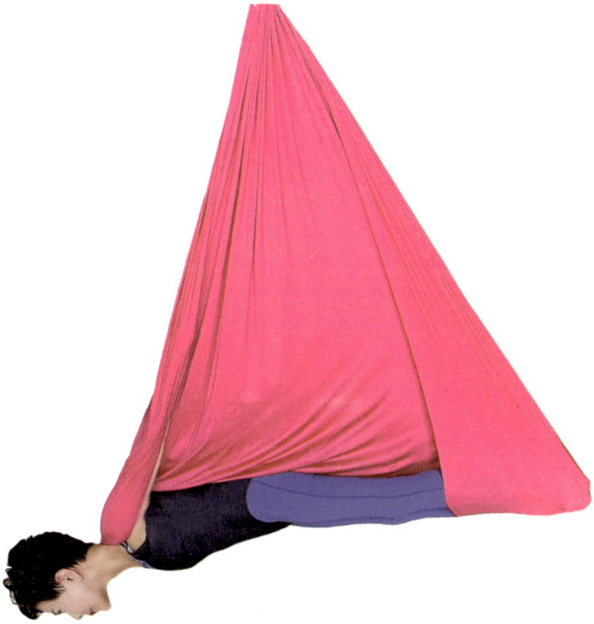

① 손 등을 이용하여 해먹을 안쪽에서 바깥쪽으로 밀어내어 팽팽함을 유지하고 다리는 뒤쪽으로 길게 뻗어낸다.
② 고개를 들어 시선은 멀리 앞을 바라본다.
③ 엉덩이를 아래쪽으로 낮추어 공중 날기 자세를 취한다.

◉ **코어 강화와 균형 감각 운동**

9) 전사 자세 (Flying Warrior Pose)

뱀파이어 자세에서 시작한다.

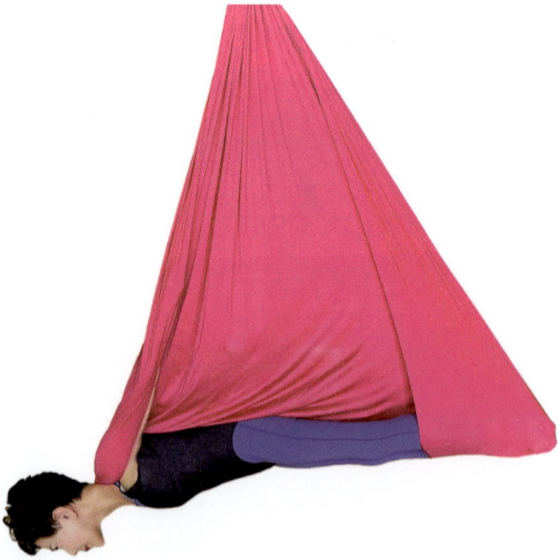

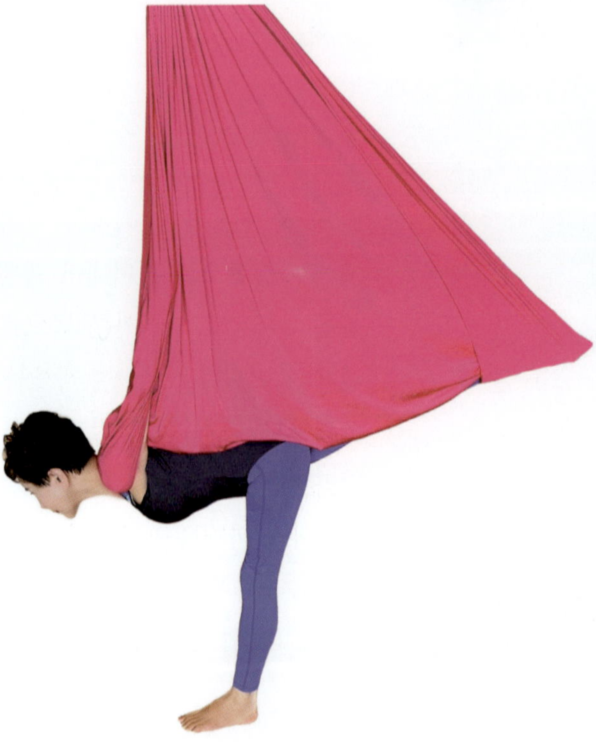

① 해먹 안에 있던 오른 다리를 꺼내 무릎을 구부려 자세를 낮춘 상태에서 바닥을 짚는다.

② 구부렸던 무릎을 펴면서 다리를 스트레치시킨다.

③ 머리와 다리가 일직선이 되도록 유지하며 엉덩이가 바닥과 평행하게 유지한다.

◉ 코어 및 척추 강화 운동

10) 손수레 자세 (Floating Down Wheel Barrow Pose)

엉덩이까지 해먹을 덮어 앉은 파우치 랩에서 시작한다.

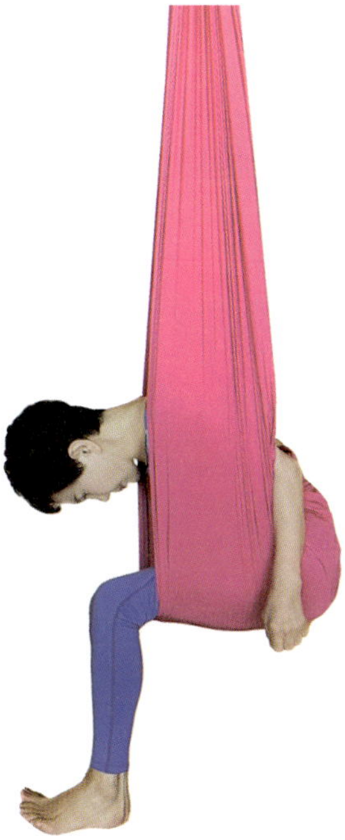

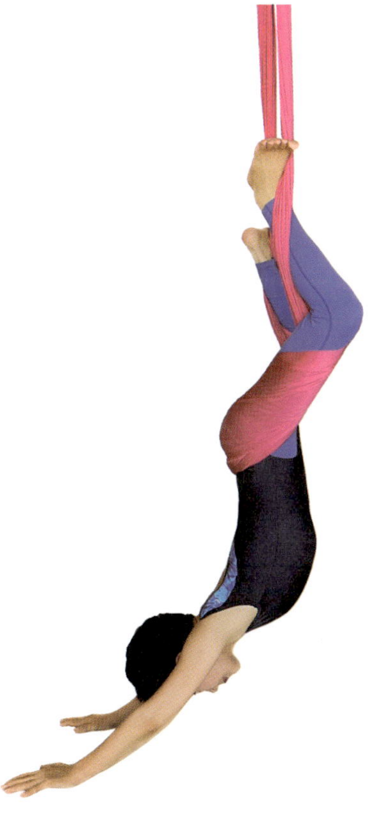

① 양 손은 가슴 옆 해먹을 잡고 두 다리를 V자로 크게 넓혀 뒤로 누우며 발을 걸어 원숭이 자세를 취한다.

② 양손은 머리 밑바닥을 짚어 상체를 밀어 상체 앞면을 늘린다.

◉ **팔과 어깨 풀기, 상체 근육 이완**

13. 손 짚고 하는 자세 (Floating Down Pose)

플라잉요가에서 몸의 다른 부분이 해먹에 지탱하는 동안 손이나 발이 플로어에 닿아 있는 자세

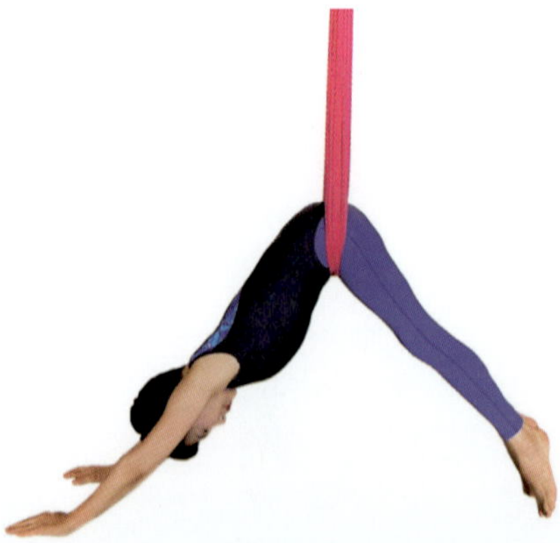

엎드린 강아지 자세
(Floating Down Dog Pose)

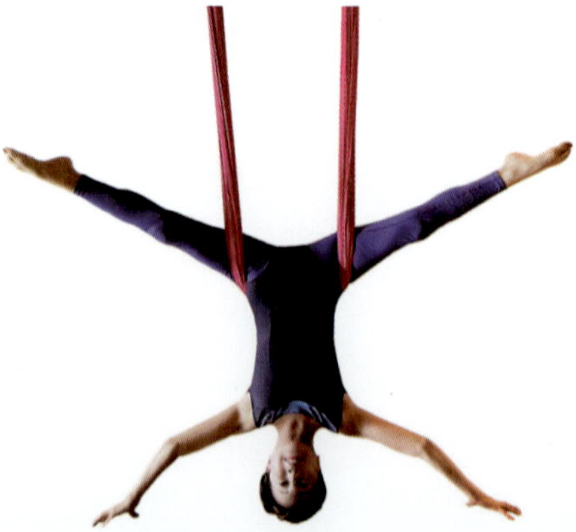

플로팅 스트래들 자세(Floating Straddle Pose)

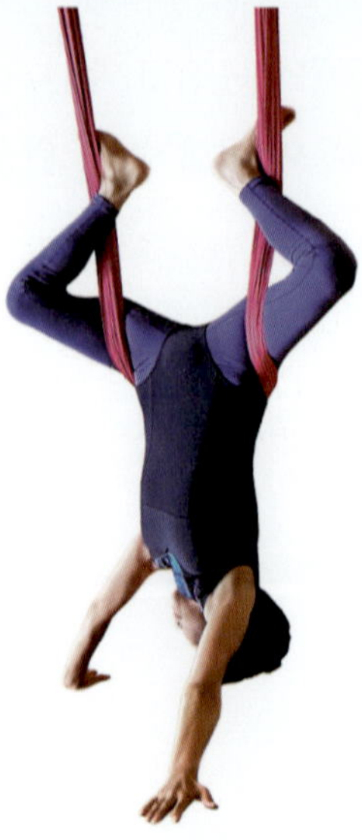

비틀어 거꾸로 개구리 자세
(Twist Inverted Frog Pose)

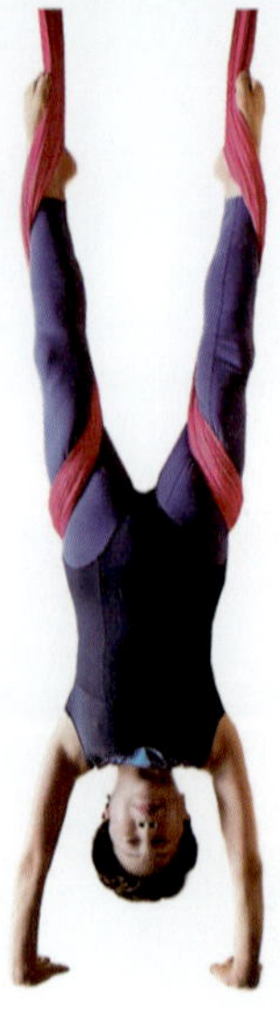

손 짚고 서기 자세
(Floating Handstand Pose)

1) 엎드린 강아지 자세 (Floating Down Dog Pose)

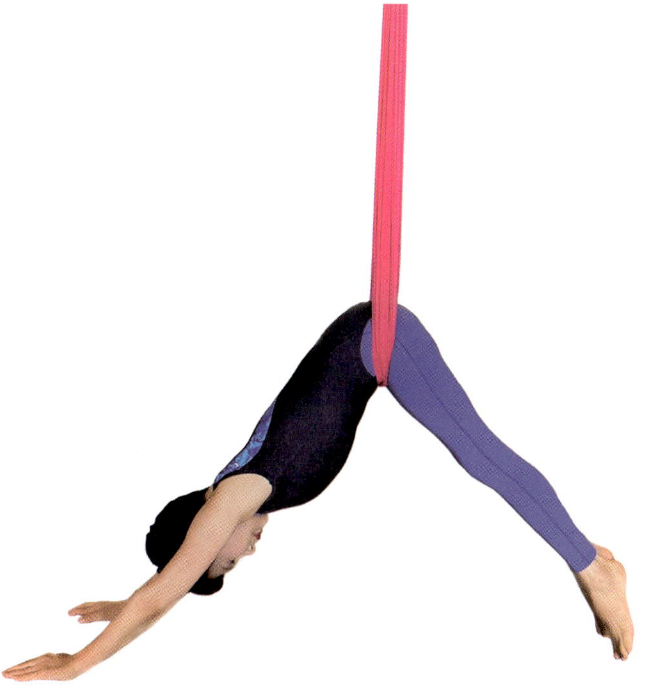

① 상체를 숙여 서해부에 해먹이 위치하게 한다.

② 양팔을 아래로 내려 바닥을 짚어 손으로도 걷고, 다리로도 걸어 해먹이 플럼 라인과 같은 선상에 오게 한다.

③ 발끝은 포인으로 만들어, 발가락을 바닥에서 떼어 해먹에 체중을 싣는다.

④ 양 다리를 붙인 자세를 유지하여 공중견 자세를 취한다.

◉ **서해부 마사지, 림프절 자극 효과, 하체 혈액 순환 촉진**

2) 플로팅 다운 스트래들 자세 (Floating Down Straddle Pose)

① 수레(Wheel Barrow) 자세에서 해먹을 엉덩이에 걸고 해먹을 따라 손을 잡고 걷듯이 내려온다.

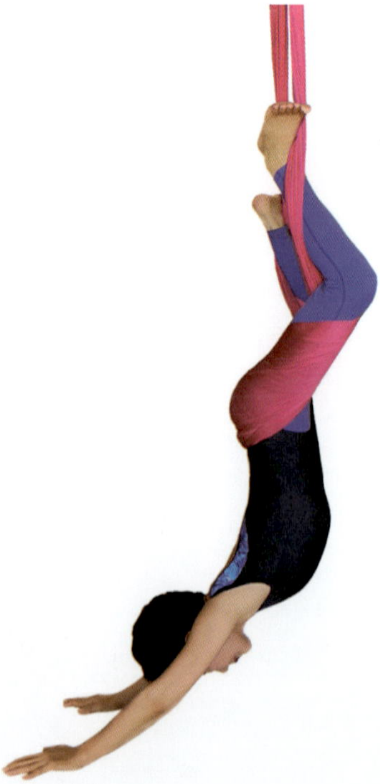

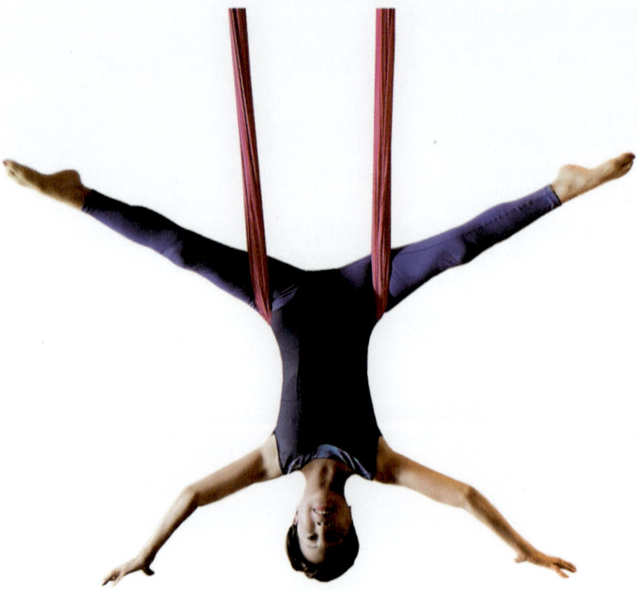

② 다리를 양 옆으로 벌리고 양 팔도 뻗어서 손가락 끝으로 바닥에 댄다.

◉ 인버전 효과, 어깨 풀기

3) 거꾸로 비틀어 개구리 자세 (Floating Down Twisted Frog Pose)

① 거꾸로 개구리 자세에서 출발한다.

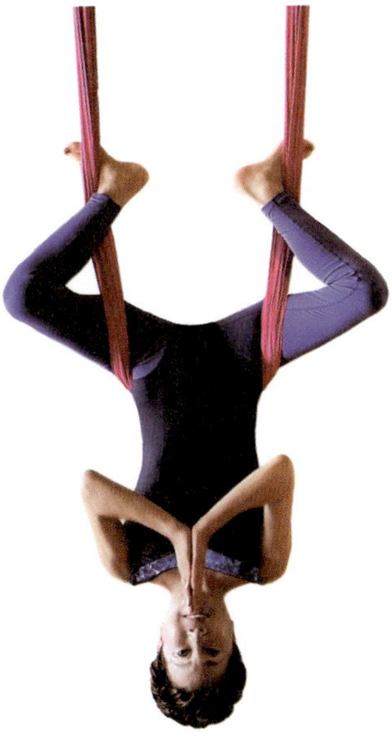

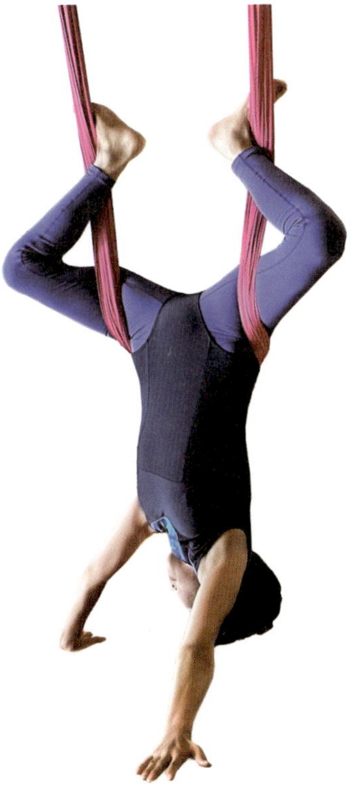

② 바닥에 손을 가져오면서 왼손은 앞쪽을 딛고 오른 손은 뒤쪽으로 딛으면서 척추를 부드럽게 비튼다.

③ 엉덩이를 앞쪽으로 향하게 한다

◉ 허리 비틀기 운동

4) 손 짚고 선 자세 (Floating Down Handstand Pose)

① 거꾸로 개구리 자세에서 출발한다.

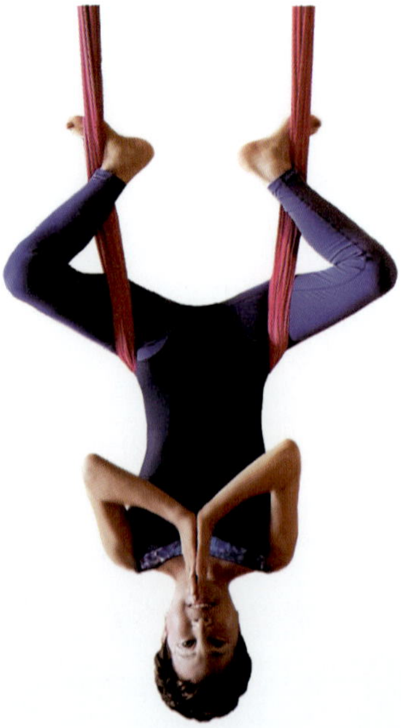

② 양 손으로 어깨 선상 아래 바닥을 짚고, 개구리 락에 걸려 있는 두 다리를 쭉 뻗어 올린다.

③ 양 팔로 바닥을 힘껏 밀어내면서 쭉 뻗어 자세를 일자로 만든다. 두 발을 안쪽에서 붙이려고 노력한다.

◉ **팔 힘 강화 및 다리 스트레칭 운동**

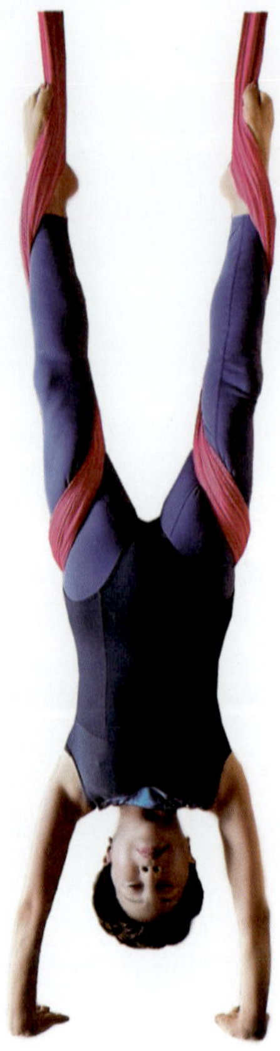

14. 해먹에 들어가 앉아서 하는 동작 (Sitting Movement in Hammock Pose)

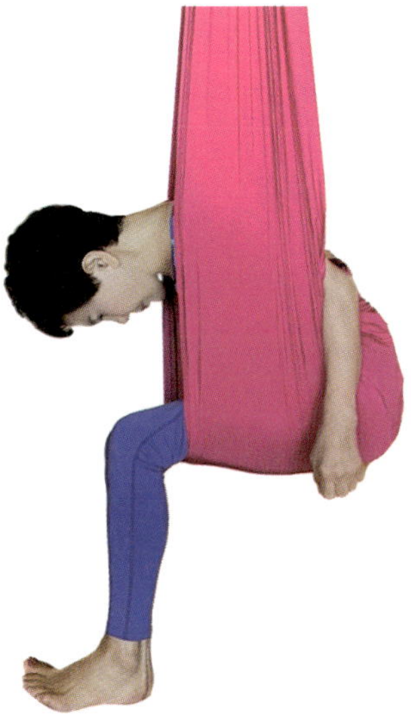

의자 자세(Flying Folded Chair Pose)

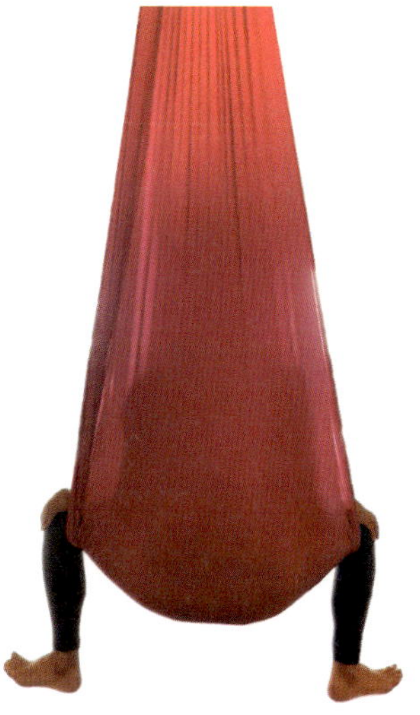

여신 자세(Flying Goddess Pose)

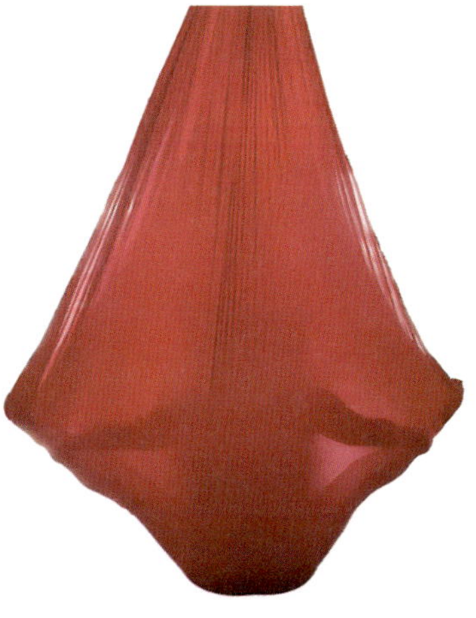

스트래들 자세(Flying Folded Straddle Pose)

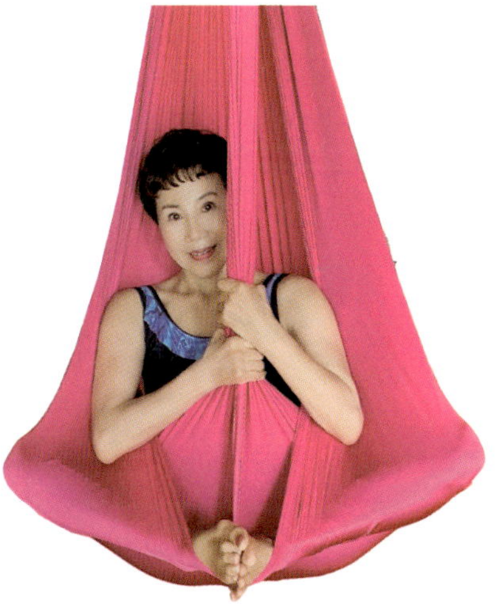

고치 자세(Flying Cocoon Pose)

1) 의자 자세 (Flying Folded Chair Pose)

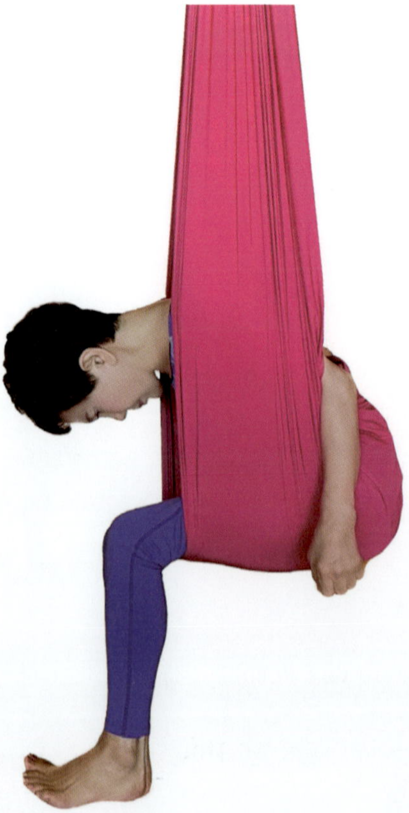

① 해먹을 반으로 접어 해먹 안으로 조심스럽게 엉덩이를 밀어 넣어 앉는다.

② 팔은 해먹 뒤로 가져와 편하게 한다.

③ 다리는 조심스럽게 플렉스해서 굽혀 올린다,,

④ 머리는 매달린 것 같이 숙여서 릴렉스한다.

◉ **상체 근육 이완 및 긴장 완화**

2) 여신 자세 (Flying Goddess Pose)

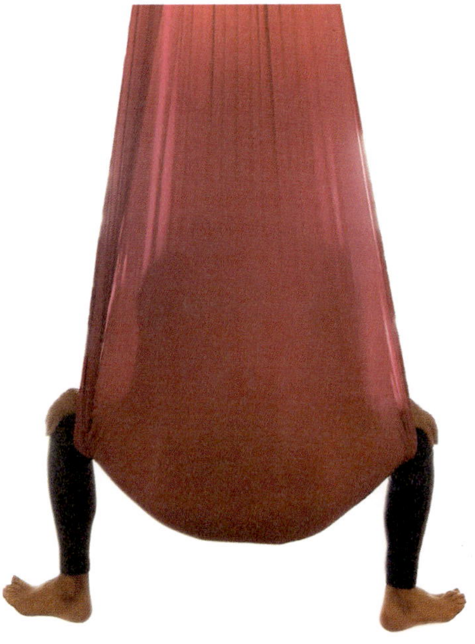

① 한 쪽에서 다른 쪽으로 해먹을 모아 잡고 해먹을 타넘어 그 위에 앉는다.
② 무릎을 넓게 벌리면서 양 손은 허벅지 위에 편하게 놓는다.
③ 척추는 곧게 펴서 유지한다.

◉ **골반 열기 및 척추 펴기 운동**

3) 스트래들 자세 (Flying Seated Straddle Pose)

① 여신 자세에서 시작하여 해먹을 펼쳐 다리에서 발뒤꿈치까지 덮는다.
② 다리는 넓게 벌리면서 발은 플렉스를 유지한다.
③ 손은 허벅지에 가볍게 둔다.
④ 등이 너무 굽어지면 엉덩이를 뒤로 밀어 올려 척추를 곧게 편 상태에서 앉는다.

◉ **다리 스트레칭 및 척추 펴기 운동**

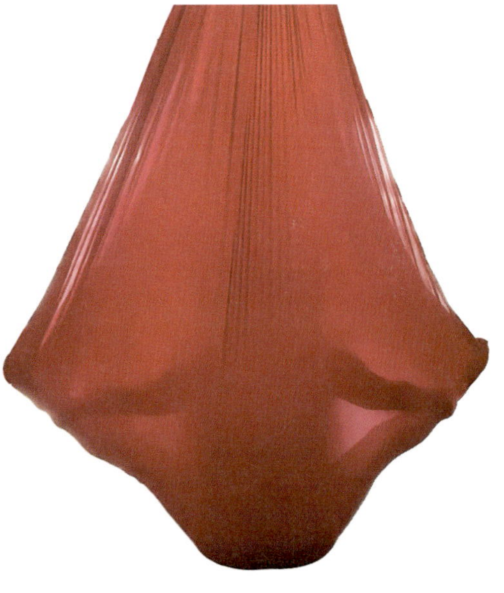

4) 고치 자세 (Flying Cocoon Pose)

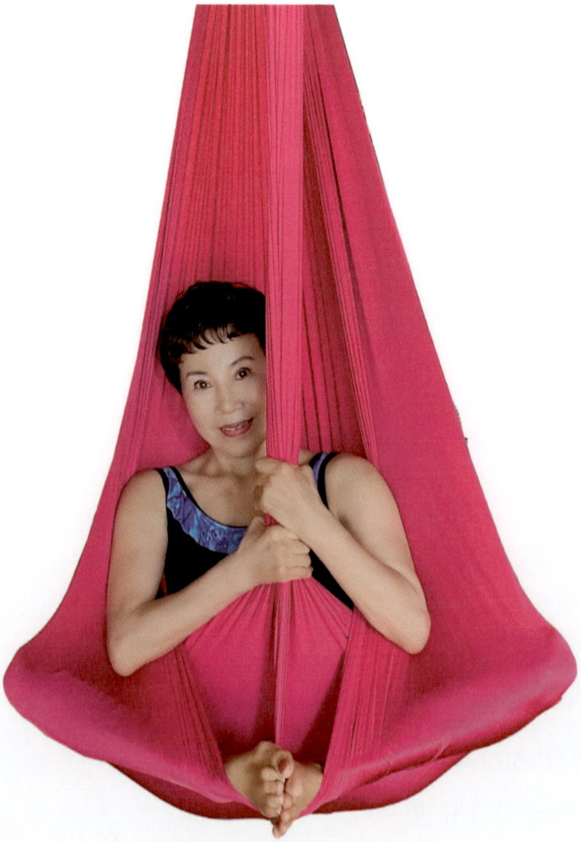

① 스트래들 자세에서 시작하여 양쪽 무릎을 구부려 발바닥을 앞으로 모은다.

② 손을 뒤로 뻗어 천을 엉덩이 쪽으로 당기며 허리를 곧게 편다.

③ 앞에 있는 천을 모아 고치를 여는 듯이 양 어깨를 앞으로 가져온다.

④ 앞에 있는 천을 느슨하게 펼치면 고치를 닫는 포즈가 된다.

◉ **골반 열기 및 척추 펴기 운동**

15. 해먹 안에서의 동작 (Sitting in Hammock Pose)

1) 나비자세에서 요술램프의 연결동작

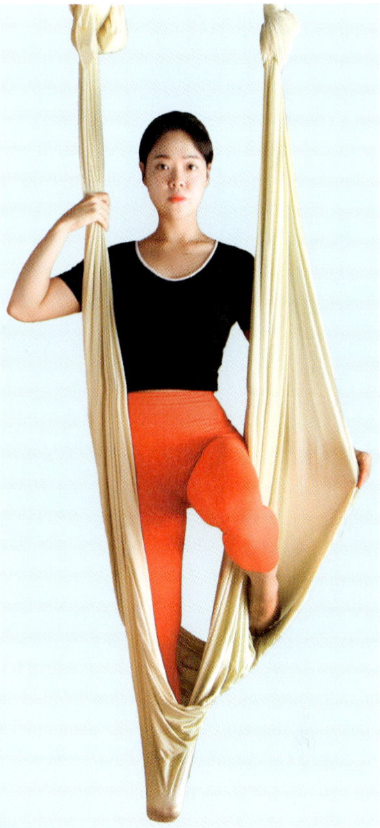

① 앉은 자세에서 일어서면서, 왼다리를 해먹 안으로 가져와서 무릎을 세워 발바닥을 대면서, 양팔을 높이 올려 해먹을 잡고 일어선다.

② 해먹 끝자락을 잡아서 발목에 위치시킨다.

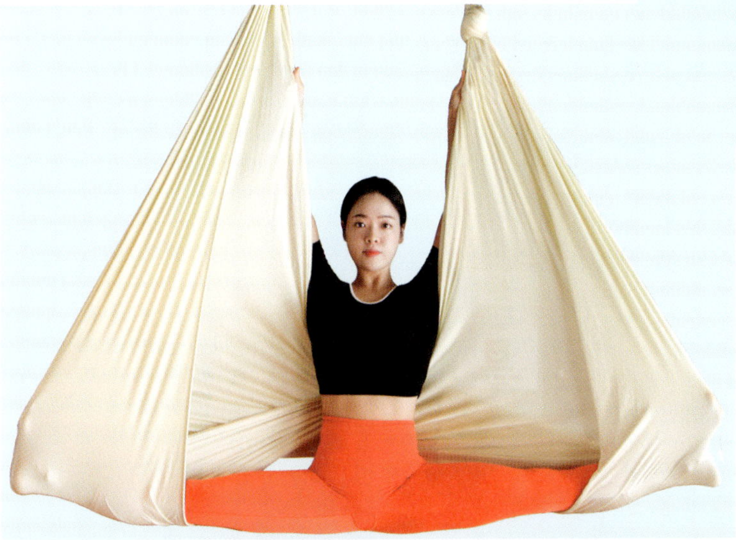

③ 두 다리를 양 옆으로 벌릴 수 있는 만큼 최대한 벌리고 발 뒤꿈치로 해먹을 눌러 자세를 고정시킨다.

④ 양팔로 최대한 위에 있는 해먹을 몰아 잡는다. 플라잉 나비 자세를 취함.

◉ **다리 스트레칭 및 골반 열기 운동**

⑤ 양쪽 다리를 몸통 안쪽으로 구부리고 양팔을 어깨 높이로 길게 뻗는다.

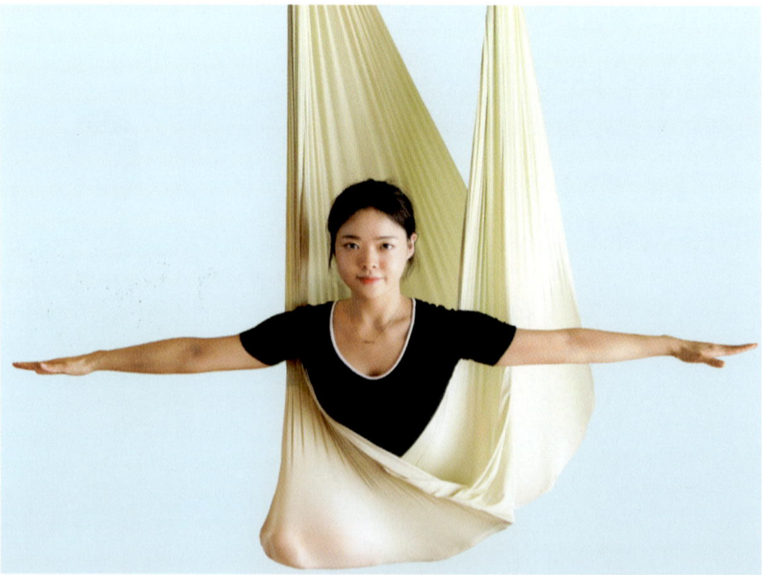

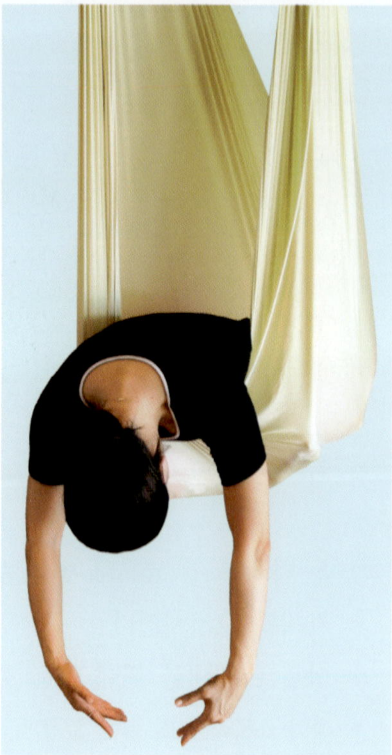

⑥ 양팔을 아래로 뻗으며 상체를 숙인다.

(골반이 한쪽으로 기울지 않게 상체를 앞으로 숙일 때 날개 뼈를 앞으로 내려 뒷목을 길게 스트레치 한다.)

반대쪽도 실시한다.

◉ 어깨와 등 근육 발달 운동

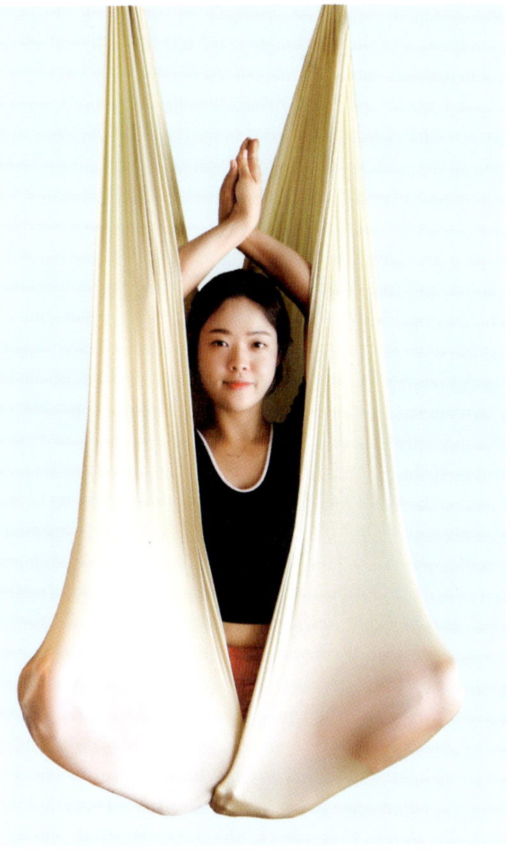

⑦ 해먹을 잡고 순간적으로 몸을 들어서 빠르게 무릎, 정강이, 발등을 해먹에 대고 앉는다.

⑧ 높게 해먹을 잡고 있던 두 팔은 안으로 가져와 손목을 교차한 후, 손바닥을 닿게 하여 요술램프 자세를 취한다.

◉ **골반 열기, 균형 감각 및 순발력 강화**

2) 작은 폭포

① 양손으로 해먹 뒤쪽을 잡고 두 다리를 쭉 펴 해먹이 발뒤꿈치까지 덮이도록 한다.

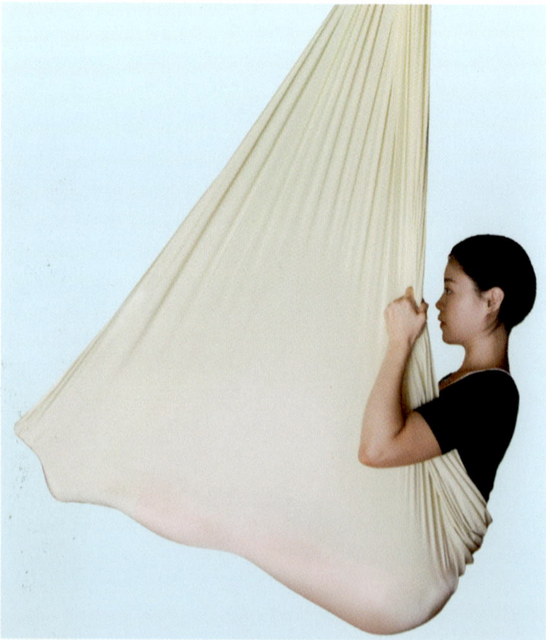

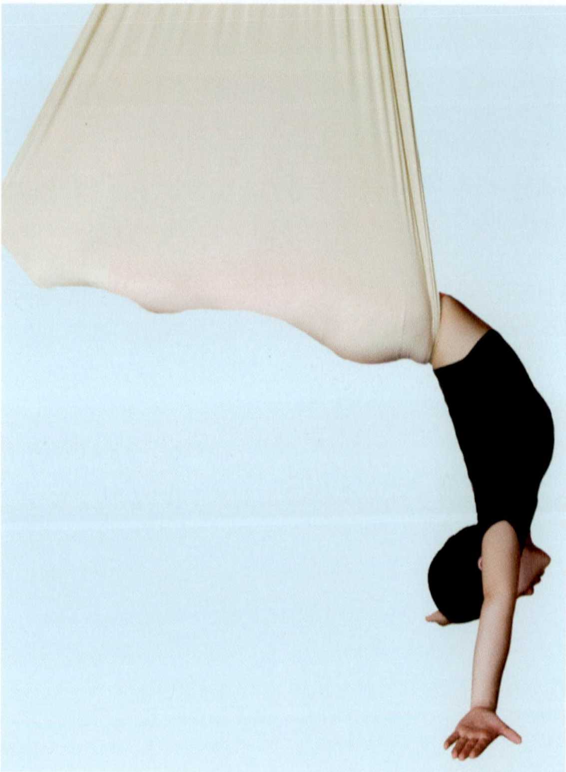

② 천골로 해먹의 윗부분을 누르고 천천히 상체를 뒤로 젖힌다.

③ 뒤로 뻗은 손을 풀어서 양손 손등이 바닥에 닿도록 내려 완성자세를 한다.
(인버전 자세)

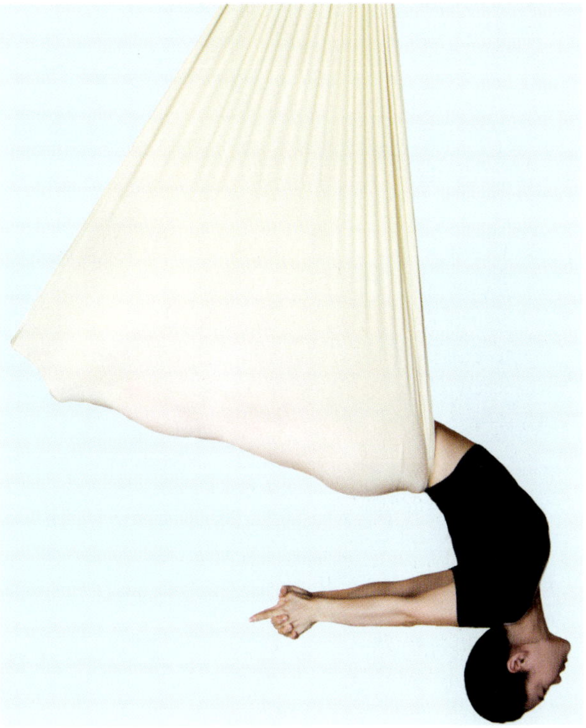

④ 작은 폭포자세에서 바닥에 닿은 두 팔을 어깨 뒤로 보내면서 양손을 뒤로 뻗어 잡는다.

◉ **아래 쪽 등 스트레칭, 인버전 효과**

⑤ 두 다리를 해먹 밖으로 나올 수 있도록 꺼내 무릎 아래에 해먹이 오게 한다. 양손을 뒤로 뻗고 무릎을 구부려 발등을 잡는다.

◉ **허벅지 앞쪽 근육 강화, 인버전 효과**

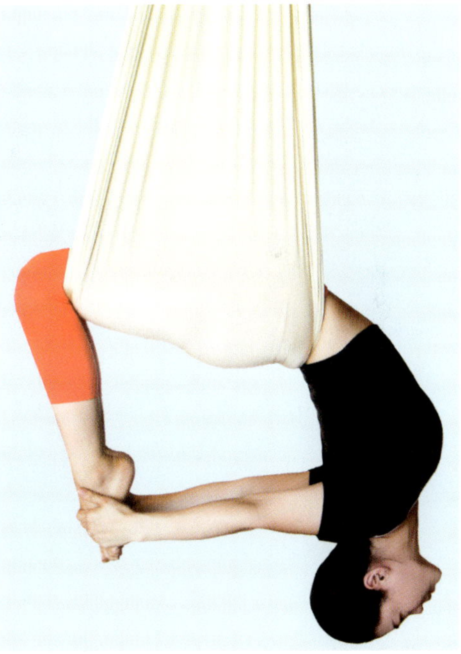

16. 스타트할 수 있는 동작 (Start Pose)

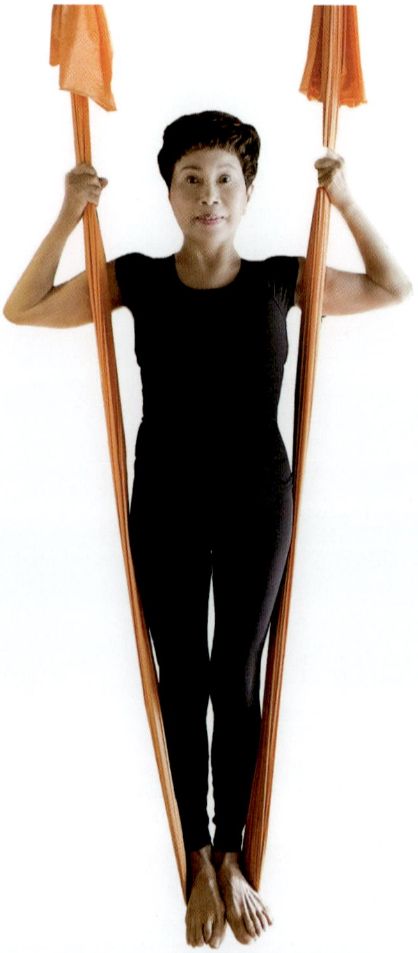

산 자세에서 시작(Mountain Pose)할 수 있는 동작

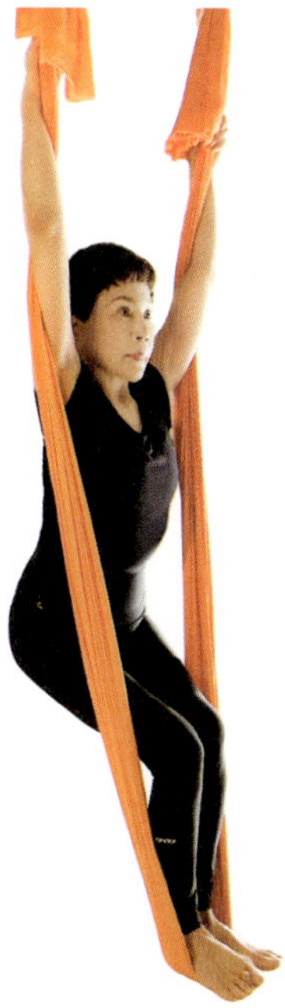

의자자세
(Flying Chair Pose)

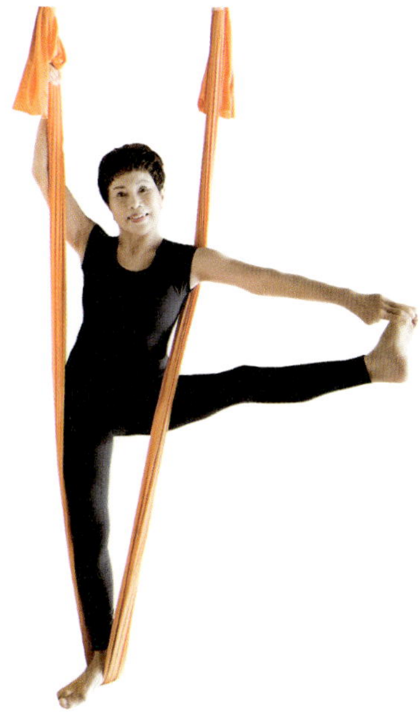

오른발 잡고 서기
(Flying Big Toe Hold Pose)

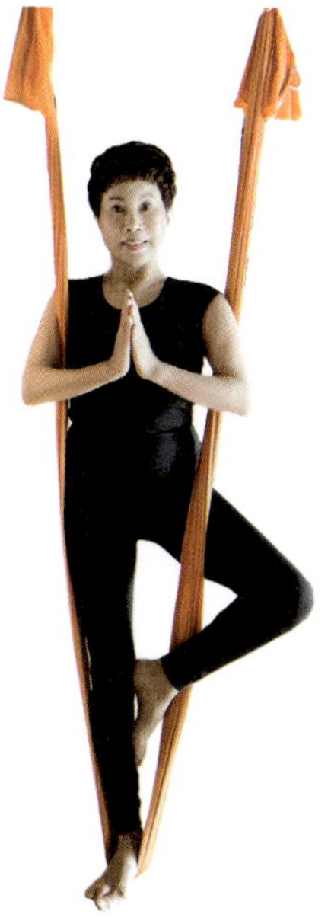

나무 자세
(Flying Tree Pose)

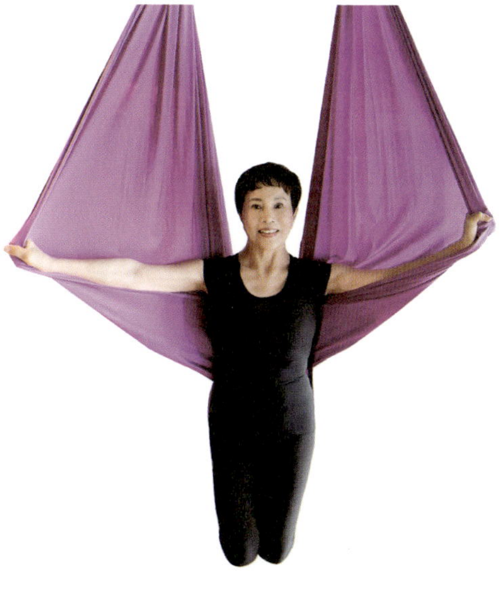

무릎 꿇은 나비 자세(Flying Kneeing Butterfly Pose)

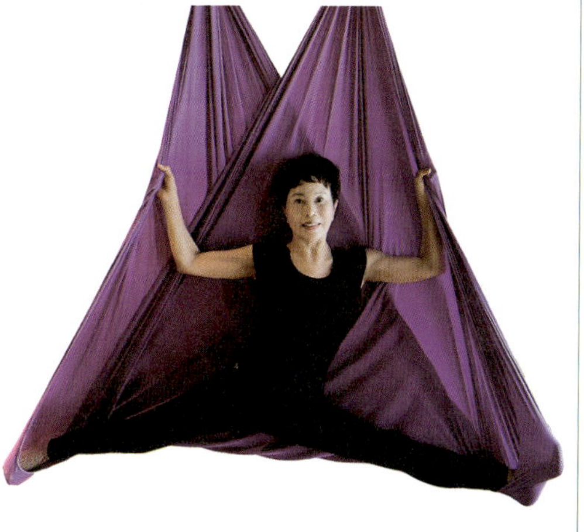

원숭이 자세(Flying Monkey Pose)

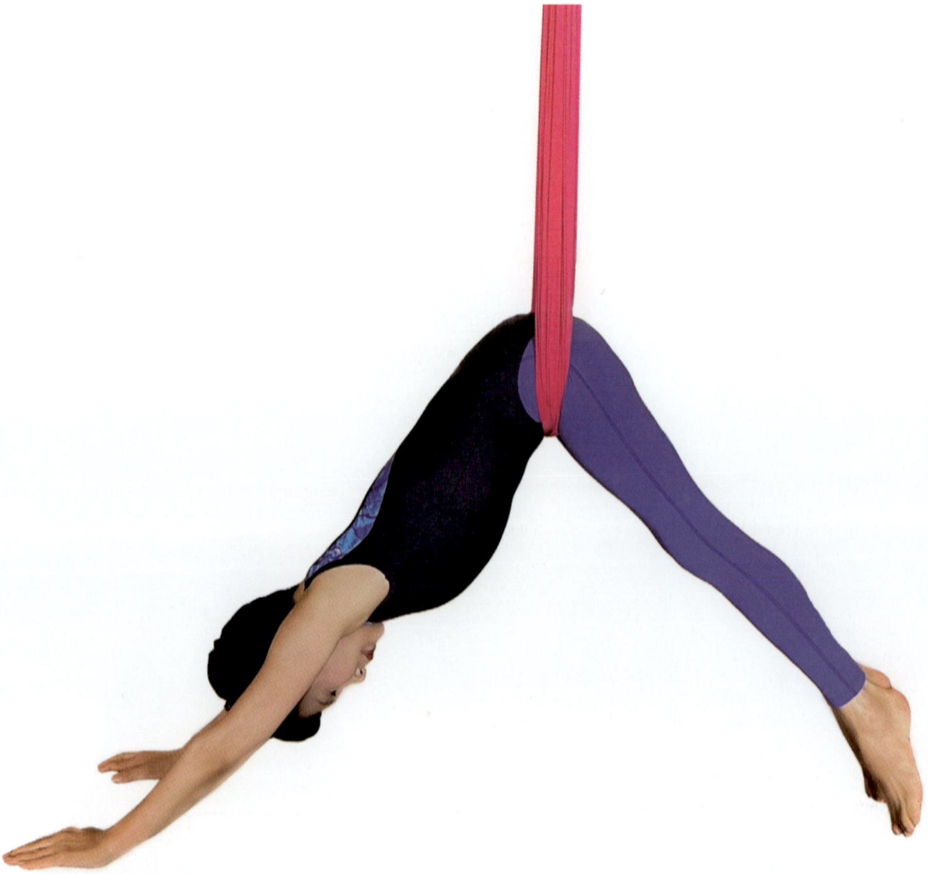

엎드린 강아지 자세(Floating Down Dog Pose)에서 시작할 수 있는 동작

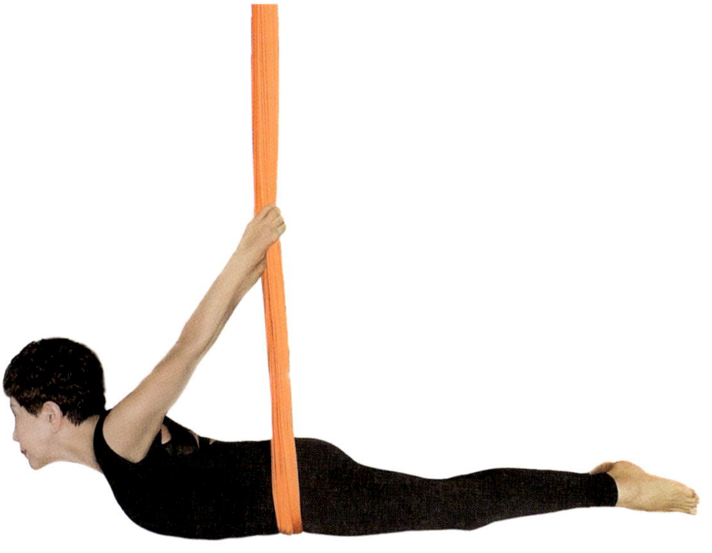

메뚜기 자세(Flying Locust Pose)

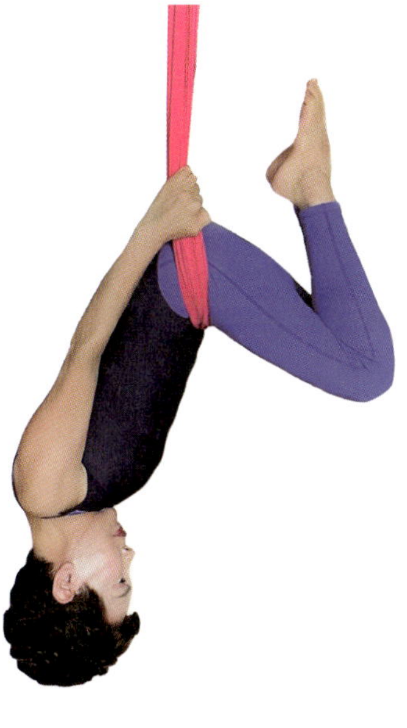

강아지 꼬리 흔들기 자세
(Inverted Tail Sway Pose)

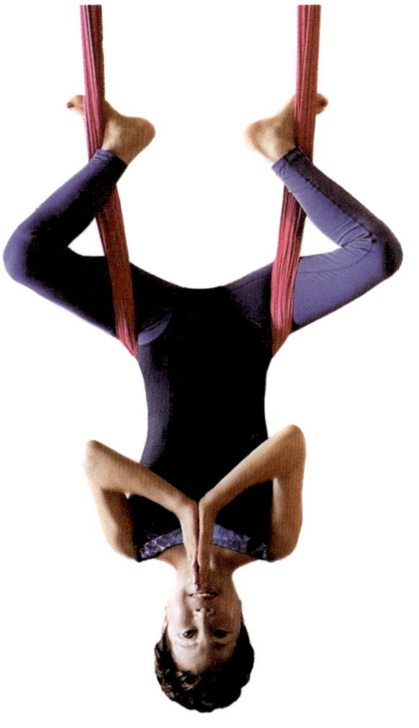

거꾸로 개구리 자세
(Flying Inverted Frog Pose)

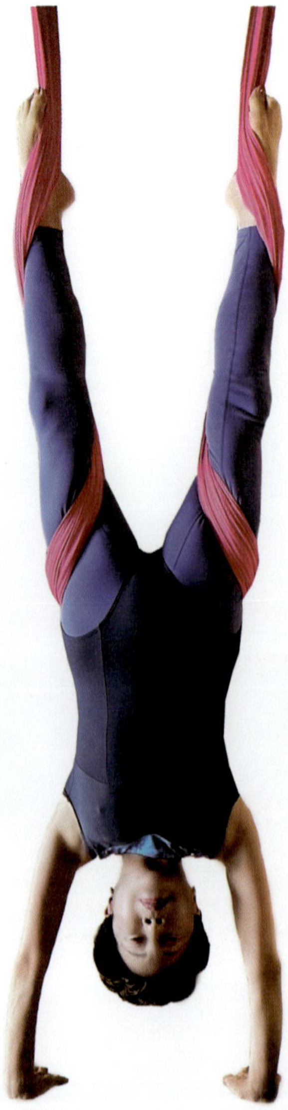

손 짚고 서기 자세(Floating Down Hand Stand Pose)에서 시작할 수 있는 동작

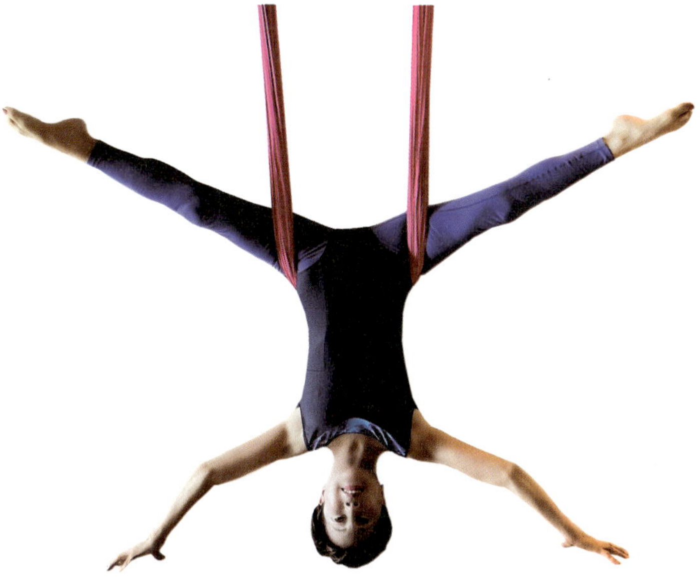

플로팅 스트래들 자세(Floating Down Straddle Pose)

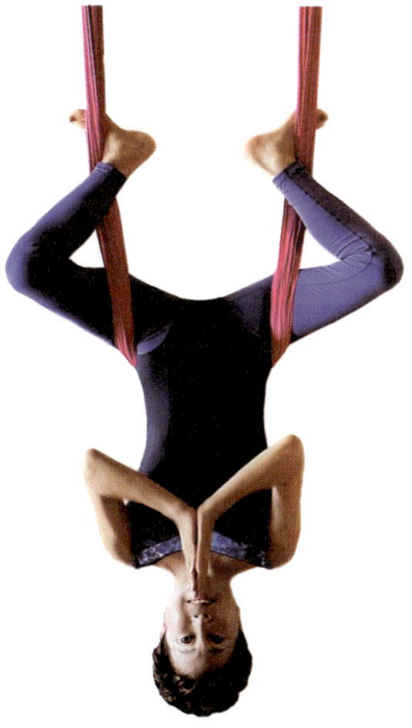

개구리 자세(Flying Inverted Frog Pose)

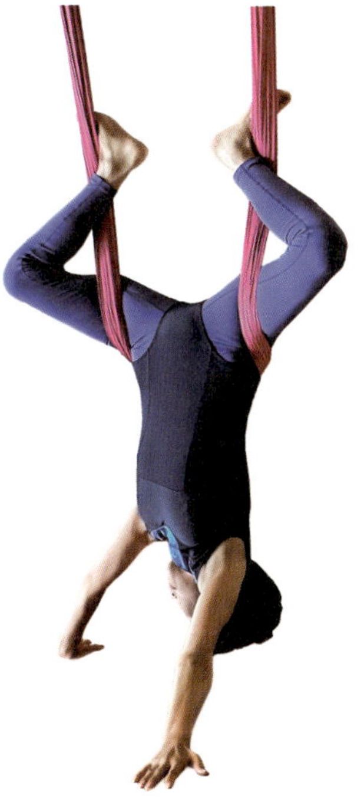

거꾸로 비틀어 개구리 자세
(Floating down Twisted Frog Pose)

17. 개구리 자세에서의 연결

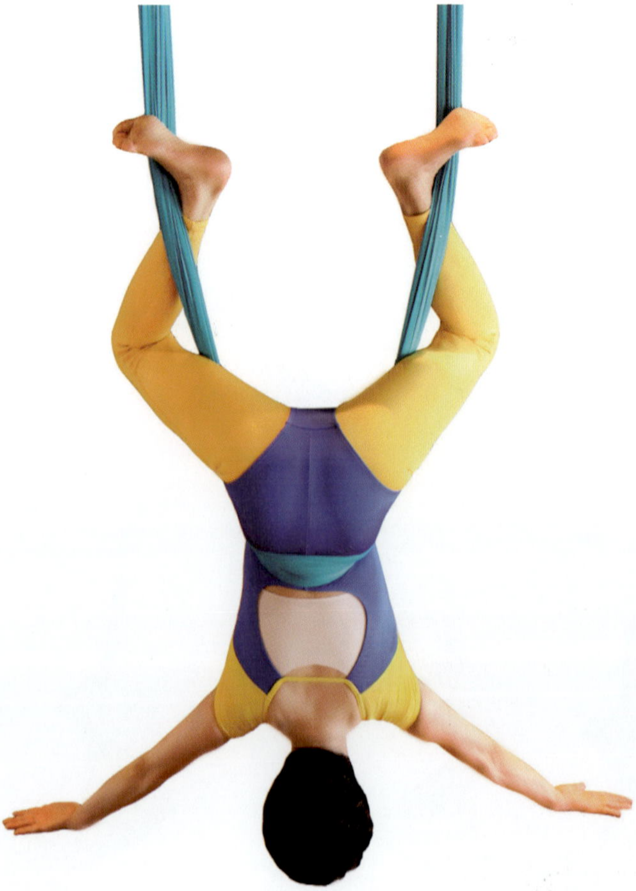

① 무릎을 양 옆으로 열면서 골반을 열고 꼬리뼈는 말아준다 뒷목은 길게 신장시키고 양팔을 넓게 펴서 편안하게 손등을 바닥에 내려놓는다.

◉ 골반 열기 및 어깨 풀기 운동

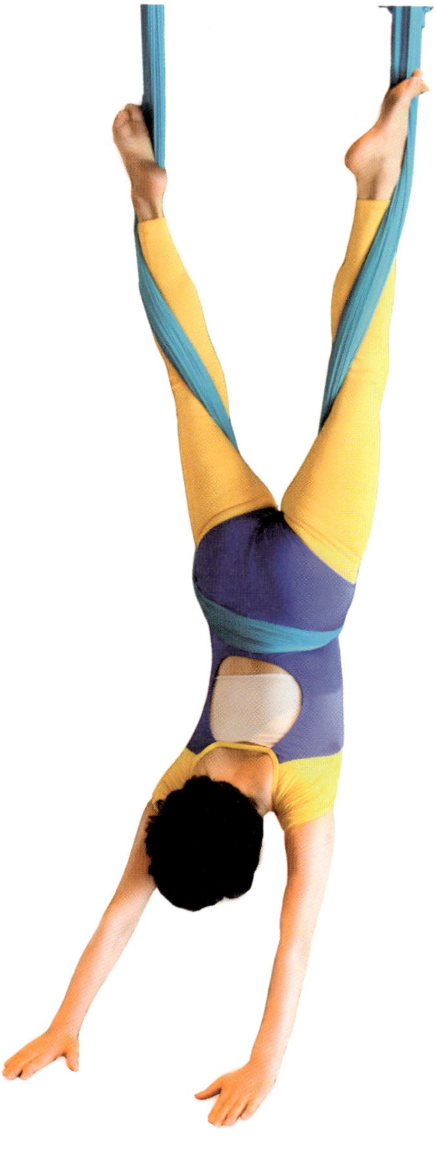

② 양손으로 어깨선상 아래 바닥을 짚고 두 다리의 발목을 건채로 쭉 뻗어 올린다. 양팔로 바닥을 힘껏 밀어내면서 쭉 뻗은 자세를 일자로 만든다.

◉ **양팔 강화 및 다리 스트레칭 운동**

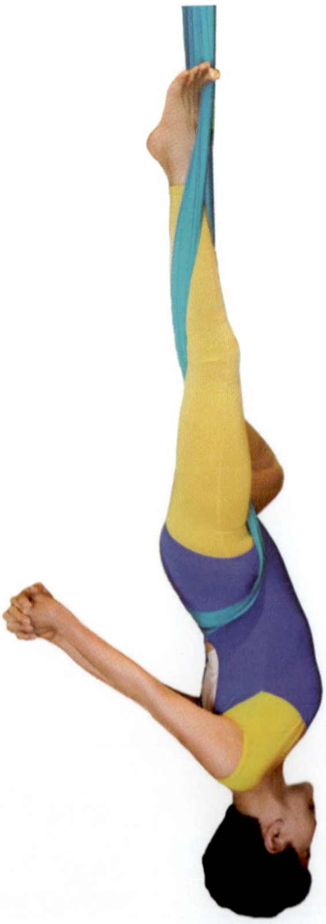

③ 오른발 다리는 뻗고 왼다리는 무릎을 굽힌 상태에서 양팔은 어깨 뒤로 펴서 잡는다.

◉ 어깨 강화 및 다리 스트레칭 운동

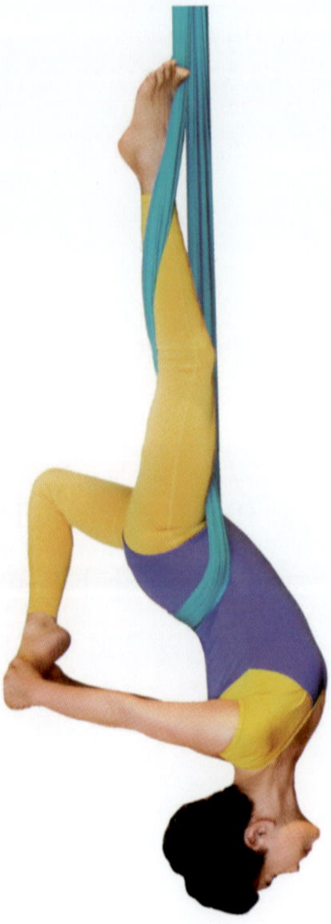

④ 한발을 다시 위로 쭉 뻗으면서 왼발은 무릎을 굽혀 접고, 양손을 뒤로 뻗어 발등을 잡아준다.

◉ 척추 후굴 강화 및 어깨와 팔 힘 강화

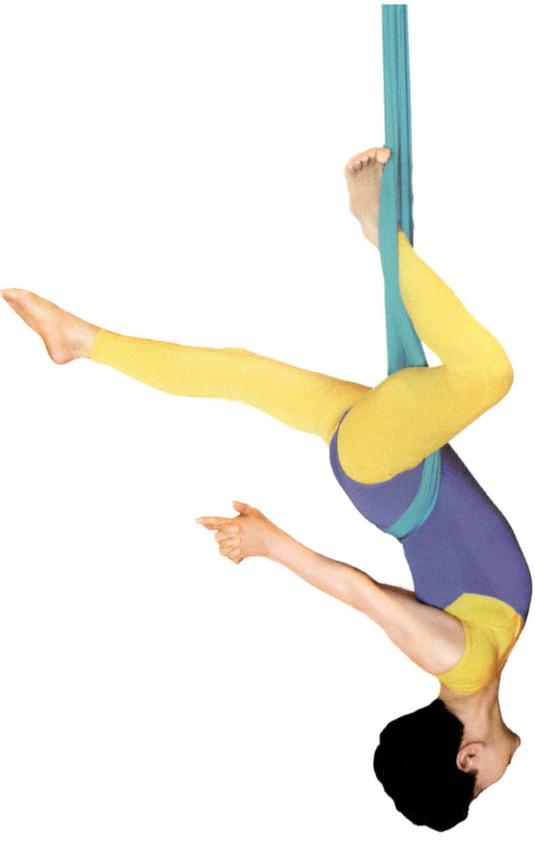

⑤ 위를 뻗었던 다리를 밑으로 굽히면서 왼발은 뒤로 쭉 펴주며 완성된 포즈를 한다.

◉ 어깨와 가슴 확장 운동, 다리 스트레칭 운동

참고문헌

레슬리 카미노프, 한규호, 이종하, 오재근(역)(2011), 요가 아나토미, 서울;푸른솔

리처드 브래넌, 최현묵(역)(2013), 자세를 바꾸면 통증이 사라진다, 서울;물병자리

시바난다 요가센터, 박지영, 이의영(역)(2006), 요가, 서울;하남출판사

에릭프랭클린, 김두련, 황문숙(역)(2001), 자세교정학, 서울;금광

전아람(2017), 전아람의 핫바디 에어리얼실크, 서울;한국경제신문사

정현주(2008), 플라잉요가 홈트, 서울;레츠북

정현주(2018), 서커스플라잉, 부천;주식회사 부크크

정현주, 장하슬린(2020), 키즈플라잉요가, 서울;부크크

Rhonda, Rachal(2021), Flip For Aerial Yoga, Rhonda Waterhouse

모델 프로필

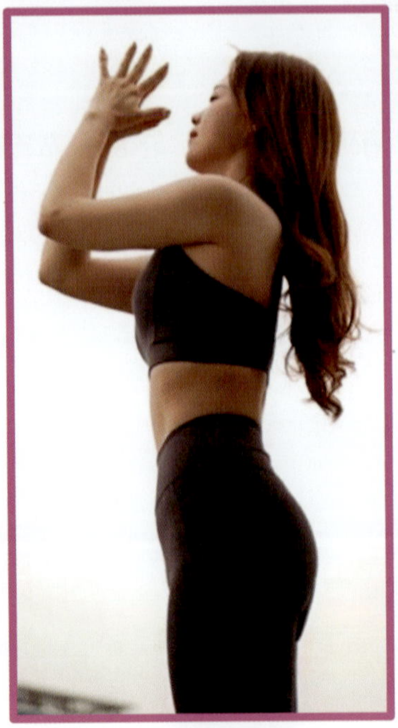

최기쁨

가톨릭대학교 중국어문화전공

현 요가스튜디어 전임강사

현 기구필라테스 스튜디오 전임강사

현 플라잉요가 강사

찾아보기

김두련 플라잉요가

2023년 3월 5일 초판 인쇄
2023년 3월 14일 초판 발행

•

저 자 **김두련**
발행자 **박재린**
발행처 **도서출판 나무미디어**

•

주 소 **경기 성남시 분당구 정자1로 30길 107-1002**
전 화 **031-712-9489**
팩 스 **031-602-9489**

•

E-mail **injae8005@hanmail.net**

등 록 **제2016-000031호**
정 가 **15,000원**
ISBN **979-11-86756-27-0**

낙장·파본은 교환해 드립니다.
Printed in Korea.

이 책의 저작권은 저자와 도서출판 나무미디어에 있습니다. 사진과 내용은
저작권법에 의해 무단전재와 무단복제를 금합니다.